现代呼吸内科进展与结核病防控

主编　徐晓梅　徐金平　王　睿　毕杰刚

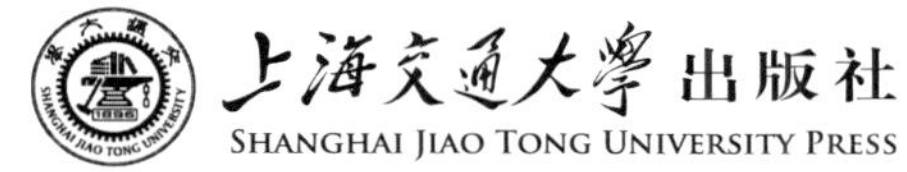

内容提要

本书以临床实用性为原则，对呼吸内科常见疾病的病因、发病机制、临床表现、诊断、治疗进行了详细阐述，并对相关疑难问题进行了全面解析，有助于强化读者对疾病的认识、提高疾病诊疗水平。本书具有很强的临床指导性，适合各级医院呼吸内科医师参考阅读。

图书在版编目（CIP）数据

现代呼吸内科进展与结核病防控 / 徐晓梅等主编.
上海 : 上海交通大学出版社，2024.6. -- ISBN 978-7-313-31020-0

Ⅰ. R56

中国国家版本馆CIP数据核字第2024T3T873号

现代呼吸内科进展与结核病防控

XIANDAI HUXI NEIKE JINZHAN YU JIEHEBING FANGKONG

主　　编：徐晓梅　徐金平　王　睿　毕杰刚
出版发行：上海交通大学出版社　　地　　址：上海市番禺路951号
邮政编码：200030　　电　　话：021-64071208
印　　制：广东虎彩云印刷有限公司　　经　　销：全国新华书店
开　　本：710mm×1000mm 1/16　　印　　张：12.5
字　　数：220千字　　插　　页：2
版　　次：2024年6月第1版　　印　　次：2024年6月第1次印刷
书　　号：ISBN 978-7-313-31020-0
定　　价：198.00元

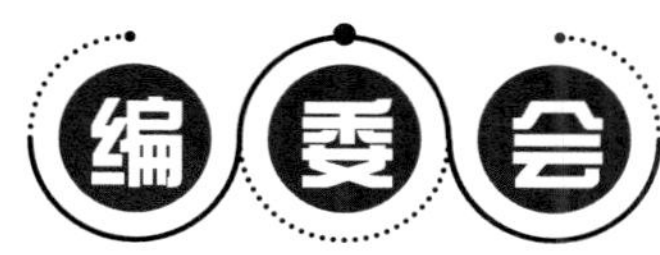

主　编

徐晓梅　徐金平　王　睿　毕杰刚

副主编

闫玉玲　杜　娟　王庆超　刘　明

编　委（按姓氏笔画排序）

王　睿（山东省济南市第三人民医院）

王庆超（山东省郓城县人民医院）

毕杰刚（山东省沂源县中医医院）

刘　明（江苏省徐州市矿山医院）

闫玉玲（山东省鄄城友谊医院）

杜　娟（新疆医科大学第一附属医院）

徐金平（山东省金乡县人民医院）

徐晓梅（山东省日照市结核病防治所）

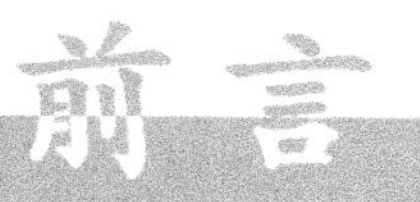

前言
FOREWORD

呼吸系统由气体通行的呼吸道和气体交换的肺所组成。机体在新陈代谢过程中，经呼吸系统不断从外界吸入氧，由循环系统将氧运送至全身的各个组织和细胞，同时将细胞和组织产生的二氧化碳再通过循环系统运送到呼吸系统排出体外。呼吸功能是呼吸系统多种功能中的一种，除此之外还有防御、代谢和神经内分泌的功能，其对人体的重要性不言而喻。近年来，生态环境恶化，大气污染严重，空气中的粉尘、烟尘等有害物质刺激支气管黏膜，减弱了肺清除和自然防御的功能，为微生物入侵创造了条件。再加上人们的不良生活习惯(如吸烟等)，呼吸系统疾病的患病人数相当庞大，肺癌等恶性肺部疾病的发病率逐年上升，死亡率有增无减。

由于呼吸器官的一些病理变化在临床上常不能如实反映，尤其是呼吸系统疾病的咳嗽、咳痰、咯血、胸痛、气急等症状缺乏特异性。在疾病早期，医师容易将肺炎、肺结核或肺癌等严重疾病误诊为感冒、气管炎；或因反复呼吸道感染引发肺气肿、肺心病，等到发生呼吸衰竭时才被重视，但为时已晚，其病理和生理功能已难以逆转。鉴于此，早期诊断疾病极为关键，是后续开展疾病治疗的基础，如何提高呼吸系统疾病的诊断率、治愈率，降低死亡率是广大呼吸内科医师所面临的挑战。因此，为了更准确地诊断、治疗及预防呼吸系统疾病，编者编写了《现代呼吸内科进展与结核病防控》一书。

本书融合了编者多年的临床工作经验和学科的前沿进展，由呼吸内科常用操作引入，对多种呼吸系统疾病进行了详细阐述。本书内容涵盖广，不仅包括了疾病的病因、发病机制、临床表现、诊断、治疗等多个方面，还对疑难问题进行了重点分析，旨在帮助呼吸内科医师加深对疾病的认识、提升诊疗水平。本书内容新颖，层次分明，重点突出，有很强的逻辑性和临床指导性，适合各级医院的呼吸内科医师参考使用。

在本书的编写过程中，编者力求论述准确，但是由于时间仓促，加之写作经验不足，书中不足之处在所难免，希望广大读者予以批评指正，以期再版时修正。

《现代呼吸内科进展与结核病防控》编委会

2023 年 9 月

目录

CONTENTS

第一章

呼吸内科常用操作

第一节　支气管镜检查

一、常规检查

（一）适应证

1.诊断方面

（1）不明原因的咯血：尤其是40岁以上者，持续1周以上的咯血或痰中带血。支气管镜检查有助于明确出血部位和出血原因。在大咯血时一般不宜进行此项检查，痰中带血时检查易获阳性结果。

（2）不明原因的慢性咳嗽：支气管镜检查对于诊断支气管结核、气道良性肿瘤和恶性肿瘤、异物吸入等具有重要价值，但在帮助诊断支气管扩张等慢性炎性疾病时受到限制。

（3）不明原因的局限性哮鸣音：支气管镜检查有助于查明气道狭窄的部位及性质。

（4）肺炎：对于怀疑有基础疾病（如肿瘤致气道阻塞）的肺炎患者，或在肺炎与其他疾病（如肺结核）进行鉴别诊断时，可选用支气管镜检查。

（5）不明原因的胸腔积液：对于经其他检查不能明确原因的胸腔积液应考虑行支气管镜检查，有时可发现气道内的新生物。

（6）不明原因的声音嘶哑：可能是喉返神经引起的声带麻痹和气道内新生物等所致。

（7）痰中发现癌细胞或可疑癌细胞。

（8）胸部X线片和（或）CT检查异常者，提示有肺不张、肺部块影、阻塞性肺炎、肺炎不吸收、肺部弥漫性病变、肺门和(或)纵隔淋巴结肿大、气管支气管狭窄以及原因未明的胸腔积液等。

(9)对于临床已诊断肺癌，决定行手术的患者治疗前检查，支气管镜检查对指导手术范围及估计预后有参考价值。

(10)对于胸部外伤、怀疑有气管支气管裂伤或断裂的患者，支气管镜检查常可明确诊断。

(11)支气管感染性疾病(包括免疫抑制患者支气管肺部感染)的病因学诊断，如通过气管吸引、保护性标本刷或支气管肺泡灌洗(bronchoalveolar lavage, BAL)获取标本进行培养等。

(12)有食管-气管瘘的确诊。

(13)选择性支气管造影。

2.治疗方面

(1)取出支气管异物。

(2)清除气道内异常分泌物，包括痰液、脓栓、血块等。

(3)因脓栓、痰栓或血栓导致肺不张时，可试用支气管镜吸出栓子，从而使肺复张。

(4)在支气管镜检查中，明确了咯血患者的出血部位后可试行局部止血，如灌洗冰盐水、注入凝血酶溶液或稀释的肾上腺素溶液等。

(5)经支气管镜对肺癌患者做局部放疗或局部注射化疗药物。

(6)引导气管插管，对插管困难者可通过支气管引导进行气管插管。

(7)经支气管镜对气道良性肿瘤或恶性肿瘤进行激光、微波、冷冻、高频电刀治疗。

(二)禁忌证

下列情况下行支气管镜检查发生并发症的风险显著高于一般人群，应慎重权衡利弊，决定是否进行检查。

(1)活动性大咯血：在支气管镜检查过程中若麻醉不充分，可引起患者咳嗽，有可能加剧活动性大咯血，而支气管镜的管腔较小，难以及时有效地将气道内大量的血液吸引出来，严重时可致窒息死亡。此外，在活动性大咯血时，支气管树内大部或全部区域均可见鲜红血液，往往难以确定出血部位。因此，目前多不主张在活动性大咯血时行支气管镜检查。

(2)严重心、肺功能障碍。

(3)严重心律失常。

(4)全身情况极度衰竭。

(5)不能纠正的出血倾向,如凝血功能严重障碍。

(6)严重的上腔静脉阻塞综合征,因支气管镜检查易导致喉头水肿和严重的出血。

(7)新近发生心肌梗死,或有不稳定型心绞痛。

(8)疑有主动脉瘤。

(9)气管部分狭窄,估计支气管不易通过,且可导致严重的通气障碍。

(10)尿毒症,活检时可能发生严重的出血。

(11)严重的肺动脉高压,活检时可能发生严重的出血。

二、检查步骤

(一)支气管镜消毒

首先将 2%的防锈戊二醛装入足够长度的容器内,然后将支气管镜放入容器内浸泡 15 分钟后用无菌蒸馏水彻底冲洗干净。

(二)术前检查

(1)详细询问患者病史,测量血压及进行心、肺检查。

(2)拍摄胸部 X 线片,正位和(或)侧位片,必要时拍常规断层片或 CT 片,以确定病变部位。

(3)拟行活体组织检查(简称活检)者,做出血时间、凝血时间和血小板计数等检查。

(4)怀疑有肺功能不全者可行肺功能检查。

(5)肝功能及乙型肝炎表面抗原和核心抗原的检查。

(6)对高血压或体检有心律失常者应做心电图检查。

(三)患者准备

(1)向患者详细说明检查的目的、意义、大致过程、常规并发症和配合检查的方法等。同时,应了解患者的药物过敏史,征得患者家属与患者本人同意并得到签名。

(2)术前禁食 6 小时。

(3)根据需要在术前 30 分钟可用少许镇静剂和胆碱能受体阻断药,如地西泮和阿托品肌内注射;咳嗽较剧烈者可用哌替啶肌内注射。

(4)有义齿者应在术前取下义齿。

(5)有些患者(如老年、轻度缺氧者)可在鼻导管给氧下进行检查。

(6)麻醉:利多卡因麻醉较丁卡因安全。用2%利多卡因咽喉部麻醉后,在支气管镜引导下用利多卡因在气管内麻醉,利多卡因总量一般不超过15 mL。

(7)体位:多选用仰卧位,病情需要者也可选用半卧位或坐位。

(8)插入途径:一般经鼻或经口插入。

(9)直视观察:应有顺序地全面窥视可见范围的鼻、咽、气管、隆突和支气管,然后再重点对可疑部位进行观察。医师应特别重视对亚段支气管的检查,以免遗漏小的病变。

(10)活检:在病变部位应用活检钳夹取组织,注意尽量避开血管,夹取有代表性的组织。活检出血时可用下列方法止血。①经支气管镜注入冰盐水。②经支气管镜注入稀释的肾上腺素(肾上腺素2 mg,加入到生理盐水20 mL中,每次可注入1~2 mL),或稀释的麻黄碱。③经支气管镜注入稀释的凝血酶(凝血酶200 μg,加入到生理盐水20 mL中,该制剂绝对不能注射给药)。④必要时同时经全身给止血药物,此外出血量大者可进行输血、输液等。⑤支气管镜的负压抽吸系统一定要可靠有效,以保证及时将出血吸出,不使其阻塞气道。

(11)刷检:可疑部位可刷检送细胞学检查,同时行抗酸染色寻找抗酸杆菌。尚可用防污染样本毛刷(protected specimen brush,PSB)获取标本做细菌培养。

(12)冲洗留培养标本:可注生理盐水20 mL后经负压吸出送细菌培养、结核分枝杆菌培养和真菌培养。

(13)治疗:对感染严重、分泌物黏稠者可反复冲洗以达到清除脓性分泌物的目的,并可局部注射抗生素,配合全身给药治疗。

(14)术后:术后患者应安静休息,一般应在2小时之后才可进食、饮水,以免因咽喉仍处于麻醉状态而导致误吸。医师应注意观察患者有无咯血、呼吸困难、发热等症状。对疑有结核或肿瘤者术后可连续几天进行痰细胞学检查或痰抗酸杆菌检查,其阳性率较一般送检标本高。

(四)并发症及抢救

支气管镜检查总的说来是十分安全的,但也确有个别患者因发生严重的并发症而死亡。并发症的发生率约为0.3%,较严重的并发症的发生率约为0.1%,死亡率约为0.01%。常见的并发症及其预防和处理措施如下。

1.抢救器械和药物

支气管镜检查室必须配备有效的抢救药品和器械。

2.麻醉药物过敏或过量

丁卡因变态反应的发生率高于利多卡因，要在正式麻醉之前先用少许药物喷喉，如出现明显的变态反应，则不能再用该药麻醉。气道注入麻醉药后约有30%吸收至血液循环，因此，麻醉药用量不宜过多，利多卡因每次给药量以不超过 300 mg(2%利多卡因 15 mL)为宜。对发生严重变态反应或出现毒副作用者应立即进行对症处理，如使用血管活性药物、抗抽搐药物；对心跳过缓者应用阿托品；对心搏骤停者进行人工心肺复苏；对喉水肿阻塞气道者立即行气管切开等。

3.插管过程中发生心搏骤停

该情况多见于原有严重的器质性心脏病患者或麻醉不充分、强行气管插入的患者。一旦发生心搏骤停应立即拔出支气管镜，就地施行人工心肺复苏术。

4.喉痉挛或喉头水肿

喉痉挛或喉头水肿多见于插管不顺利或麻醉不充分的患者，大多可在拔出支气管镜后病情得到缓解。严重者应立即吸氧，给予抗组胺药或静脉给予糖皮质激素。

5.严重的支气管痉挛

严重的支气管痉挛多见于哮喘急性发作期进行检查的患者，一旦发生严重的支气管痉挛应立即拔出支气管镜，按哮喘严重发作进行处理。

6.术后发热

术后发热多见于年纪较大的患者，除了与组织损伤等因素有关外，还可能有感染因素参与。治疗除适当使用解热镇痛药外，应酌情应用抗生素。

7.缺氧

在支气管镜检查过程中动脉血氧分压(PaO_2)下降十分常见，进行支气管镜检查时 PaO_2 一般下降 2.7 kPa(20 mmHg)左右，故对原来已有缺氧者应在给氧条件下或在高频通气支持条件下施行检查。

8.出血

施行组织活检者均有出血。少量出血经吸引后可自行止血或用肾上腺素 2 mg+生理盐水 20 mL 局部灌注 1～2 mL 止血。出血量>50 mL 者，医师需高度重视，并积极采取措施。

第二节　支气管肺泡灌洗

支气管肺泡灌洗是用温生理盐水(37 ℃)通过支气管镜做肺段或亚段灌洗，对回收液进行分析，探讨某些疾病的病因和发病机制、观察疗效和预后。对于呼吸系统疾病来说，这是一种比较安全简便、可反复进行的非创伤性诊断方法。全肺灌洗也可作为某些疾病的治疗手段。

支气管肺泡灌洗液(bronchoalveolar lavage fluid，BALF)中细胞成分主要有肺泡巨噬细胞、淋巴细胞、中性粒细胞和嗜酸性粒细胞。肺泡巨噬细胞与淋巴细胞的比例为(5～10)∶1。淋巴细胞表面存在不同的表面抗原，根据表面抗原的不同，可将淋巴细胞分成不同的亚群：如 CD4、CD8。BALF 中细胞成分和淋巴细胞亚群数量及功能的异常能反映免疫功能紊乱及相应的病理生理改变。

一、支气管肺泡灌洗操作方法

(一)术前准备

同支气管镜(简称纤支镜)术前准备，常规在纤支镜气道检查后于活检刷检前做 BAL。局部麻醉剂为 2%利多卡因。

(二)BAL 操作技术

1.灌洗部位选择

对弥漫性间质性肺疾病选择右肺中叶(B4 或 B5)或左肺舌段，局限性肺病变则在相应支气管肺段进行 BAL。

2.BAL 操作步骤

(1)首先在要灌洗的肺段经活检孔通过一细硅胶管注入 2%利多卡因 1～2 mL，做灌洗肺段局部麻醉。

(2)然后将纤支镜顶端紧密楔入段或亚段支气管开口处，再经活检孔通过硅胶管快速注入 37 ℃的灭菌生理盐水。每次 25～50 mL，总量为 100～250 mL，一般不超过 300 mL。

(3)立即用 6.7～13.3 kPa(50～100 mmHg)负压吸引回收灌洗液，通常回收率为 40%～60%。

(4)将回收液立即用双层无菌纱布过滤除去黏液，并记录总量。

(5)装入硅塑瓶或涂硅灭菌玻璃容器中(减少细胞黏附),置于含有冰块的保温瓶中,立即送往实验室检查。

二、支气管肺泡灌洗液实验室检查

(一)BALF 细胞总数和分类计数检测

(1)将上述回收灌洗液装入塑料离心管内,在 4 ℃下以 1 200 r/min,离心 10 分钟,上清液(原液或 10 倍浓缩)在 −70 ℃环境下储存,用作可溶性成分的检测。

(2)经离心沉淀的细胞成分用 Hank 液(不含 Ca^{2+}、Mg^{2+})在同样条件离心冲洗 2 次,每次 5 分钟。弃去上清后加 Hank 液 3~5 mL 制成细胞悬液,也可以应用灌洗原液以减少细胞丢失。

(3)细胞总数:回收的 BALF 做计量后,取少量标本置于白细胞计数器上进行细胞计数。高倍显微镜下在计除上皮细胞及红细胞外的所有细胞,一般以 1×10^6 mL 表示。如果细胞计数过高,用 Hank 液稀释,调整细胞计数为 5×10^6 mL,并同时将试管浸入碎冰块中备用。

(4)细胞分类计数:采用细胞离心涂片装置,加入备用细胞悬液(细胞浓度为 5×10^6 mL)100 μL,在 4 ℃温度下以 1 200 r/min 的速度离心 10 分钟,通过离心作用将一定数量的 BALF 细胞直接平铺于盐载玻片上。取下载玻片立即用冷风吹干,置于无水乙醇中固定 30 分钟后进行染色,一般用 Wright 或苏木精-伊红染色。在40 倍光学显微镜下计数 200 个细胞,进行细胞分类。

(二)BALF 中 T 淋巴细胞亚群的检测

(1)采用间接免疫荧光法,将上述获得的 BALF 细胞成分,用 10%小牛血清 RPMI-1640 培养液 3~5 mL 制成细胞悬液。

(2)将细胞悬液倒入平皿中,置于 37 ℃、5%CO_2的培养箱中孵育 2 小时,进行贴壁处理,去除肺泡巨噬细胞。

(3)取出细胞悬液,再用 Hank 液冲洗离心 1 次,弃去上清液,留 20~100 μL。经贴壁处理后的细胞悬液中,肺泡巨噬细胞计数显著减少,淋巴细胞计数相对增多。

(4)将经贴壁处理的细胞悬液分装在 3 个小锥形离心管内,每管 20~30 μL,用微量加样器向标本中加单克隆抗体 CD3、CD4 和 CD8 各 20~40 μL,混匀置于冰箱中(4 ℃)作用 1~2 小时。

(5)取出标本,先用 Hank 液冲洗离心 2 次,以 12 000 r/min 的速度离心 20 秒,然后加羊抗鼠荧光抗体各 20～40 μL,置于冰箱中作用 30 分钟。

(6)取出标本用 Hank 液以同样速度和时间离心冲洗 2 次,弃去上清,留 20 μL充分混匀细胞,取 1 滴于载玻片上加盖玻片。荧光显微镜下数 200 个淋巴细胞并计算出标有荧光的细胞阳性率。

三、支气管肺泡灌洗液细胞学检查的临床应用

(一)结节病

结节病活动期,BALF 中的 T 淋巴细胞数量明显增多,达 60%以上:CD4 淋巴细胞增加,CD4/CD8 的比值可达(3～20):1。经治疗或病情稳定时,总淋巴细胞数量及 CD4/CD8 比值下降或接近正常。

(二)特发性肺间质纤维化急性发作期

BALF 中 T 淋巴细胞亚群 CD4 降低,CD8 升高,CD4/CD8 比值低于正常,中性粒细胞及嗜酸性粒细胞计数增多,若中性粒细胞低于 10%预后好,高于 10%预后差。

(三)肺癌

BALF 中总 T 淋巴细胞计数下降,CD8 增高,CD4/CD8 比值低于正常,中性粒细胞计数增多。BALF 中的肿瘤细胞与肺癌的类型和大小有关,腺癌和肺泡癌阳性率高。

(四)外源性变应性肺泡炎

急性期 BALF 细胞总数为正常的 4 倍,早期肥大细胞成 100 倍增加,CD8 细胞增加,CD4/CD8＜1。

四、注意事项

(1)用于做支气管肺泡灌洗的纤支镜顶端直径应在 5.5～6.0 mm,适用于紧密楔入段或亚段支气管管口,防止大气道分泌物混入和灌洗液外溢,保证 BALF 回收量。

(2)在灌洗过程中咳嗽反射必须得到充分的抑制,否则易引起支气管壁黏膜损伤而造成灌洗液的混血,同时影响回收量。

(3)1 份合格的 BALF 标本:BALF 中没有大气道分泌物混入;回收率＞40%,存活细胞占 95%以上;红细胞＜10%(除外创伤/出血因素),上皮细胞＜3%;涂片细胞形态完整,无变形,分布均匀。

(4)禁忌证:基本同支气管镜检查。

(5)并发症:BAL 若操作得当,与常规支气管镜检相比,其并发症并无明显增加,术后一过性发热较多见。

(6)合格的 BALF 标本要求:达到规定的回收量,不混有血液,红细胞不超过 10%,上皮细胞一般不超过 3%;

如对 BALF 的细胞成分或可溶物质做进一步检查时,需对 BALF 做进一步处理。如对上清液准备做蛋白、酶学检查时,应储存于冰箱中(−20 ℃),若储存时间超过 3 个月,应置于−70 ℃环境下保存。

第三节 胸膜腔穿刺术

一、适应证

(1)诊断性穿刺,以确定积液的性质。

(2)穿刺抽液以减轻其对肺脏的压迫。

(3)抽吸脓液治疗脓胸。

(4)胸腔内注射药物。

二、禁忌证

(1)出血性倾向、应用抗凝剂、出血时间延长或凝血机制障碍者。

(2)血小板计数$<50\times10^{9}$/L 者,应在操作前先输血小板。

(3)体质衰弱、病情危重,难以耐受操作者。

(4)皮肤感染,如脓皮病或带状疱疹患者,感染控制后再实施操作。

三、准备工作

(1)向患者及家属说明穿刺的目的,签字同意后实施穿刺。对精神紧张者,可于术前半小时给予安定 10 mg 或可待因 30 mg 以镇静止痛。叮嘱患者在操作过程中避免深呼吸和咳嗽,有任何不适应时应及时提出。

(2)有药物过敏史者,需做普鲁卡因或利多卡因皮试。皮试阴性者实施此项操作。

(3)器械准备:一次性胸膜腔穿刺包、无菌手套、治疗包、普鲁卡因或利多卡因、样品收集瓶若干。如需胸腔内注药,应准备好所需药品。

四、操作方法

(一)患者体位

患者取直立坐位,面向椅背,两前臂平放于椅背上,前额伏于前臂上。不能起床者,可取半坐卧位,患侧前臂上举抱于枕部。

(二)穿刺点定位

(1)对有活动性胸腔积液的患者,先进行胸部叩诊,选择实音明显的部位,并在B超定位后进行穿刺。

(2)对有包裹性胸腔积液的患者,应在B超定位后进行穿刺。

(3)常选择肩胛下角线7～9肋间、腋后线7～8肋间、腋中线6～7肋间、腋前线5～6肋间作为穿刺点。

(4)穿刺点用龙胆紫在皮肤上做标记。

(三)消毒

分别用碘酒、75%乙醇或络合碘在穿刺点部位,自内向外进行皮肤消毒,消毒范围直径约为15 cm。铺盖无菌孔巾,用胶布固定。

(四)局部麻醉

用2 mL注射器抽取2%普鲁卡因或2%利多卡因2 mL,在肋骨上缘于穿刺点垂直进针,做自皮肤到胸膜壁层的局部麻醉,注药前应回抽,观察无气体、血液、胸腔积液后,方可推注局部麻醉药。在估计进入胸腔前,应多注药以麻醉胸膜。回抽出胸腔积液后,在记录穿刺针的深度后,拔除局部麻醉针。

(五)穿刺

夹闭穿刺针后的橡皮胶管,医师以左手固定穿刺部位的局部皮肤,右手持穿刺针,沿麻醉部位经肋骨上缘垂直缓慢刺入,当针尖抵抗感突然消失后表明针尖已进入胸膜腔。医师固定穿刺针,接上50 mL注射器,松开橡皮胶管,由医师助手抽吸胸腔液体,注射器抽满后,夹闭橡皮胶管,取下注射器,将液体注入盛器中,计量并送化验检查。

若用三通活栓式穿刺针穿刺,穿刺前应先将活栓转到胸腔关闭处,进入胸腔后接上注射器,转动三通活栓,使注射器与胸腔相通,然后进行抽液。注射器抽满液体后,转动三通活栓,使注射器与外界相通,排出液体。

如需胸腔内注药,在抽液完后,将药液用注射器抽好,接在穿刺针后胶管上,回抽少量胸腔积液稀释,然后缓慢注入胸腔内。

(六)术后处理

抽液完毕后,拔除穿刺针,覆盖无菌纱布,稍用力压迫穿刺部位,以胶布固定,嘱患者静卧休息。医师应密切观察患者的术后反应,注意有无并发症如气胸、肺水肿等症状。

五、注意事项

(1)穿刺操作前必须征求患者及家属意见,签字同意后实施穿刺。

(2)穿刺前应明确积液的大致部位,并行B超定位。穿刺时应保持与超声波扫描相同的体位,并常规叩诊,确定穿刺点无误后实施操作。

(3)避免在第9肋间以下穿刺,以免穿透膈肌损伤腹腔脏器。

(4)应严格无菌操作,操作过程过程中要防止空气进入胸腔,始终保持胸腔负压。

(5)穿刺过程中,应叮嘱患者避免深呼吸和咳嗽。如患者出现咳嗽应终止操作。

(6)穿刺应在肋骨上缘进针,避免损伤肋间神经和血管。抽液中应常规固定穿刺针,避免针头摆动损伤肺组织。

(7)诊断性胸膜腔穿刺抽液量满足检查要求即可,首次胸膜腔穿刺抽液不能超过600 mL,以后每次抽液不能超过1 000 mL,抽液速度应平缓。

(8)患者在穿刺过程中有任何不适,或不能坚持,应立即停止抽液,拔除穿刺针。

(9)有少量胸腔积液或包裹性胸腔积液的患者,应根据实际情况,可考虑在B超引导下穿刺。

(10)积液应尽快送检,穿刺应常规送检积液常规及生化(至少包括总蛋白及乳酸脱氢酶),并根据实际情况送检细菌涂片,做细菌培养以及瘤细胞检测等。对于蛋白含量较高或血性胸腔积液者,可在注射器内加入少量肝素,防止积液蛋白凝结。检查瘤细胞至少需100 mL积液,不能及时送检瘤细胞者应在积液中加入防腐剂(9 mL积液中加入1 mL 40%甲醛)。

六、并发症及处理

(一)胸膜反应

胸膜反应是指患者在穿刺过程中出现头晕、面色苍白、出汗、心悸、胸部压迫感或剧痛、血压下降、脉搏细速、肢冷、晕厥等表现。如患者出现胸膜反应,应立即停止抽液,让患者平卧,观察血压、脉搏的变化。必要时皮下注射1∶1 000肾上腺素 0.3～0.5 mL，或静脉注射葡萄糖液。在下次操作前，应积极做患者的思想工作，打消患者的思想顾虑，可在操作前半小时给予地西泮。

(二)血胸与气胸

1.血胸

血胸多是操作时刺破肋间动脉、静脉所致的。发现抽出血液(应与血性胸腔积液鉴别：血液可凝，而血性胸腔积液不凝)，应停止抽液，观察血压、脉搏、呼吸的变化。

2.气胸

操作时，胶管未夹闭，漏入空气所致的气胸，如患者无症状，可不必处理。如果患者在穿刺后出现呼吸困难的症状，应常规拍胸部 X 线片。除外大量气胸，多由于穿刺时刺破脏胸膜所致，此时应按气胸处理。

(三)穿刺点出血

穿刺点出血一般为少量出血，消毒棉球按压即可止血。

(四)胸壁蜂窝织炎及脓胸

胸壁蜂窝织炎及脓胸均为穿刺时消毒不严格导致的细菌感染，需用抗生素治疗；大量脓胸可行胸腔闭式引流。

(五)麻醉意外

麻醉意外少见，应预先予以皮试，皮试阴性者才进行操作。如出现麻醉意外，应皮下注射 1∶1 000 肾上腺素 0.5～1.0 mL，必要时 5 分钟后可重复。

(六)空气栓塞

空气栓塞少见，多出现于人工气胸治疗时，病情危重，可导致死亡。

第四节　胸膜活检术

一、适应证

(1)任何未明确病因的渗出性胸膜炎者。

(2)胸膜增厚病因不明者。

二、禁忌证

(1)有出血性倾向、应用抗凝剂、出血时间延长或凝血机制障碍者。

(2)对于血小板计数<50×10^9/L者,应在操作前先输血小板。

(3)体质衰弱、病情危重,难以耐受操作者。

(4)患者肺功能严重不全、严重肺气肿、肺动脉高压、肺大疱、肺包虫囊肿。

(5)皮肤感染如脓皮病或带状疱疹患者,感染控制后再实施操作。

(6)对于慢性脓胸者,胸膜活检应慎重进行,防止形成皮下气肿。

(7)病变位于心脏和大血管附近或可疑血管病变者。

三、准备工作

(1)向患者及患者家属说明穿刺的目的,签字同意后实施。医师在操作过程中叮嘱患者避免深呼吸和咳嗽,有任何不适应及时提出。

(2)有药物过敏史者,需做普鲁卡因或利多卡因皮试。皮试阴性者可实施穿刺。

(3)器械准备:胸膜活检针、治疗包、无菌手套、2%普鲁卡因或利多卡因、样品收集瓶(预放入10%甲醛)。

四、操作方法

(一)患者体位

患者应取坐位,面向椅背,双手前臂平放于椅背上,前额伏于前臂上。不能起床者,可取半坐卧位,患侧前臂置于枕部。

(二)穿刺点定位

(1)对有活动性胸腔积液的患者,先进行胸部叩诊,选择叩诊实音明显的部位,并在B超定位后进行穿刺。

(2)对有包裹性胸腔积液的患者,应在B超定位后进行穿刺。

(3)穿刺常选择在肩胛下角线7～9肋间、腋后线7～8肋间、腋中线6～7肋间、腋前线5～6肋间作为进针点。

(4)穿刺点用龙胆紫在皮肤上做标记。

(三)消毒

分别用碘酒、75%乙醇或络合碘在穿刺点部位,自内向外进行皮肤消毒,消毒范围直径约为15 cm。铺盖无菌孔巾,用胶布固定。

(四)局部麻醉

以 2 mL 注射器抽取 2%普鲁卡因 2 mL 或 2%利多卡因 2 mL,在肋骨上缘于穿刺点垂直进针,做自皮肤到胸膜壁层的局部麻醉。注药前应回抽,观察无气体、血液、胸腔积液后,方可推注局部麻醉药。在估计进入胸腔前,应多点注药以麻醉胸膜。回抽出胸腔积液后,在记录穿刺针的深度后,拔除局部麻醉针。

(五)穿刺

(1)换用胸膜活检针,以左手固定穿刺部位局部皮肤,右手持活检针,沿麻醉部位经肋骨上缘将套管连同穿刺针一同垂直缓慢刺入,当针尖抵抗感突然消失后表明针尖已进入胸膜腔。拔除穿刺针,固定套管,在套管上接上 10 mL 注射器,可抽出胸腔液体。

(2)将套管拔出少许,至刚好不能回抽出液体。估计此时套管正好位于壁胸膜处。

(3)在套管内放入钝头钩针及针芯(保证钩针的方向与预计胸膜活检的方向一致),此时应可从钝头钩针中抽出液体。将针芯拔出约 5 mm。将钩针连同套管向胸壁方向下压(应与钩针的方向即预计活检的方向相反,如在穿刺点的上方活检,应向下方下压活检针),使之与胸壁约成 45°,这使钩针上翘,其尖端钩住胸膜。

(4)缓慢拔出钝头钩针,此时应有明显的阻力,表明确实钩住了胸膜组织。快速拔出钝头钩针,此时在钩针上可有胸膜组织,将其取下,放入甲醛固定液中。[如果没有阻力,表明套管插入过深,仍位于胸膜腔内。应重新换上穿刺针,并将套管连同穿刺针拔出少许,再插入钝头钩针,重复(3)(4)操作]。

(5)重复上述(3)(4)操作,分别在穿刺点的上、下、左、右进行活检,至少取 3 块胸膜组织。

五、术后处理

活检完毕后,拔除套管针,覆盖无菌纱布,稍用力压迫穿刺部位,以胶布固定,嘱患者静卧休息。医师应密切观察患者的术后反应,注意并发症如气胸、肺水肿等症状。

六、注意事项

(1)胸膜活检操作前必须征求患者及患者家属意见,签字同意后才可实施操作。

(2)穿刺前应明确积液的大致部位,B 超明确穿刺点后实施操作。左侧穿刺位置不应过低。

(3)在穿刺过程中,应叮嘱患者避免深呼吸和咳嗽。

(4)穿刺前应仔细检查活检针,并认清套管针及钝头钩针的定位标志,确定每次钝头钩针的方向与活检方向一致。

(5)穿刺应在肋骨上缘进针,避免损伤肋间神经和血管。

(6)患者在穿刺过程中如有任何不适或不能坚持,应立即停止操作,拔除穿刺针。

(7)在整个活检过程中,应注意随时保持套管针的密闭状态,防止气胸发生。

第五节 痰液检查

痰是气管、支气管和肺泡的分泌物。正常人的痰量很少,当呼吸道黏膜受刺激时痰量增加。痰量和痰液性状与呼吸器官病变性质及严重程度密切相关,故痰液检查对呼吸系统疾病的观察和预后判断具有重要意义。

由于上呼吸道(口、咽部)细菌种类繁多加上标本转运不及时,咳出的痰常被口咽部寄殖的细菌污染,国内报道有50%的痰标本为不合格的标本。国外也有报道约76%为污染的标本。因此,正确留取真正来自下呼吸道的痰标本并及时送检是非常重要的。

一、标本采集

(1)一般检查应留取清晨深咳后的第1~2口痰液,咳痰前用温水或3%的H_2O_2溶液漱口数次,应尽量避免混入唾液或鼻腔分泌物,吐入容器中送检。

(2)细菌培养,应先用灭菌水漱口,咳痰后置无菌容器(不得含消毒剂)中数分钟内送检最为理想,否则肺炎链球菌、流感嗜血杆菌会很快自溶。

(3)分枝杆菌(包括结核菌)和深部真菌感染的诊断,一般推荐连续3~5天留取晨起的痰液。

(4)做24小时痰量和分层检查时,应嘱患者将痰液吐在无色广口大玻璃瓶中,加少许防腐剂(沙石碳酸)防腐。

(5)细胞学检查时,应留9~10时的深咳的痰液送检(清晨第一口痰液在呼吸道停留时间久,细胞变性),应尽量送含血的痰液送检。

如患者无痰，可用高渗盐水（3%～10%）超声雾化吸入后，咳痰送检。必要时可经环甲膜-气管穿刺，快速注入 1～2 mL 高渗盐水，刺激咳嗽，留取深部痰液。将痰液放在低倍镜（10×10）下观察，鳞状上皮细胞<10 个/低倍视野、多核白细胞计数>25 个/低倍视野，或二者比例<1.0∶2.5 的视为合格标本。

二、一般性状

（一）痰量

慢性支气管炎、支气管哮喘、肺结核、大叶性肺炎消散期等患者痰量较多。

（二）黏稠度

1.浆液性

浆液性痰液稀薄而有泡沫，多见于肺水肿患者。

2.黏液性

黏液性痰液多见于支气管炎、支气管哮喘的患者。

3.脓性

脓性痰液多见于脓胸、肺脓肿、支气管扩张的患者。

4.血性

血性痰液多见于肺癌、肺结核或出血性疾病等的患者。

（三）色泽

1.黄色

黄色痰液是因为含有脓性细胞，见于肺部感染性疾病。

2.黄绿色

黄绿色痰液常见于进展期肺结核、慢性支气管炎、支气管扩张合并有铜绿假单胞菌感染。

3.棕色

棕色痰液见于肺梗死、心脏病及肺部慢性充血。

4.铁锈色

铁锈色痰液多见于肺炎链球菌引起的大叶性肺炎。

5.红色

红色痰液见于肺结核、肺炎、肺淤血、肺部肿瘤、出血性肺病、特发性含铁血黄素沉积症。

6.黑色

黑色痰液多为大量尘埃所致，病理意义不大。

（四）气味

血性痰液有血腥味；脓性痰液和晚期肺癌、肺脓肿的痰液有特殊恶臭味。

（五）支气管管型及痰块

支气管管型及痰块由纤维蛋白及黏液等在支气管内形成，呈白色或灰色的树枝状体，偶为红色或红棕色。在刚咳出的痰液中，常卷曲呈球状，交缠成块。可见于肺炎链球菌肺炎、慢性支气管炎、哮喘、囊性纤维化等疾病。

（六）干酪块

干酪块痰液呈豆腐渣样，是肺组织坏死的产物，见于肺坏疽和肺结核。

三、光镜检查

（一）细胞成分

1.上皮细胞

（1）复层鳞状上皮细胞：最常见的为来自口腔黏膜、咽喉部黏膜的复层鳞状上皮细胞，其增多见于喉炎、咽炎和口腔炎。

（2）柱状上皮细胞：来源于气管和支气管黏膜。正常痰中少见，增多见于气管炎和支气管炎。

2.吞噬细胞

（1）涂片中有无吞噬细胞是判别标本合格与否的重要标准：若涂片中只有鳞状上皮细胞而无吞噬细胞则说明标本来自上呼吸道或完全为唾液，无检查意义。

（2）吞噬细胞胞质包涵体有助于肺部疾病的鉴别诊断。①有含铁血黄素颗粒：常见于肺淤血心功能不全、肺炎、肺栓塞、肺出血及特发性含铁血黄素沉着症；②含有脂肪小滴：见于组织坏死，脂质性肺炎；③多核巨噬细胞：见于肺部慢性炎症、病毒感染。

3.中性粒细胞及红细胞

出现大量中性粒细胞，见于呼吸道炎症、肺癌等疾病。正常人痰液中无红细胞，肺结核、肺癌、支气管扩张、咯血及呼吸系统炎症时可见红细胞。

4.嗜酸性粒细胞

嗜酸性粒细胞多见于支气管哮喘、喘息性支气管炎、肺寄生虫病等疾病。

5.淋巴细胞

淋巴细胞多见于呼吸道慢性炎症、肺结核。

(二)非细胞性成分

1.库什曼螺旋体

库什曼螺旋体多见于慢性支气管炎、肺气肿及肺癌引起的支气管不完全阻塞疾病。

2.弹力纤维

弹力纤维为组织破坏产物,见于支气管和肺组织破坏性病变,如肺脓肿、肺癌、空洞型肺结核疾病。

3.夏科莱登结晶

夏科莱登结晶伴嗜酸性粒细胞同时出现,常见于哮喘、过敏性肺炎疾病。

4.石棉小体

石棉小体呈棒状样断片结构,似竹枝。常在石棉工人的痰液中发现。

5.胆固醇结晶

胆固醇结晶为缺角的方形平板状物质,见于肺结核及肺脓肿疾病。

6.胆红素结晶

胆红素结晶为黄褐色针状成菱形结晶,可排成花束状,见于肺脓肿疾病。

7.寄生虫及虫卵

肺吸虫病患者痰液中偶见肺吸虫;蛔虫感染早期,偶在痰液中检出蛔虫卵。

(三)病原学检查

1.不染色涂片

镜下寻找寄生虫卵,如阿米巴滋养体、卡氏肺孢子虫包囊和肺吸虫卵可帮助鉴别诊断阿米巴性肺脓肿、卡氏肺孢子虫病和肺吸虫病。涂片找真菌、分枝杆菌对临床也有指导意义。

2.涂片染色

(1)革兰氏染色:可鉴定革兰氏阳性球菌或革兰氏阴性杆菌,可作为初步选用抗生素的依据。

(2)瑞氏染色:主要用于鉴别血细胞和上皮细胞的种类,并发现其病理变化,也可识别炎性细胞和癌变细胞。

(3)抗酸染色:主要检验结核分枝杆菌。如果为阳性,需考虑非结核性杆菌、奴卡菌的可能。

四、培养

痰细菌培养可分为常规培养和定量培养。

收集大量的痰液进行培养并进行菌落计数，计算出各菌种所占的百分比，菌落数＞10^7 CFU(菌落形成单位)/mL 时可认为是致病菌群；菌落数＜10^7 CFU/mL 但菌落数＞10^4 CFU/mL 时为可疑致病菌群，需结合涂片及是否纯培养等做出判断；菌落数＜10^4 CFU/mL 时提示为口腔污染菌群；经支气管保护性毛刷或经支气管穿刺所得标本菌落计数在10^3 CFU/mL也有重要的参考和诊断价值。

分枝杆菌培养，一般在接种后第 1 周观察 2 次，以后每周观察 1 次，仔细观察菌落的形态、数量、色泽变化和出现时间等。阳性结果随时报告，阴性结果第 8 周方可报出。分枝杆菌快速培养阴性报告 40 天方可报出。

培养基上菌落特点：黄色或乳白色干燥颗粒状，表面呈波纹状，形似菜花。

另外，在长期慢性炎症的刺激下呼吸道上皮细胞可发生良性改变。例如，基底细胞增生、纤毛状上皮细胞变性、鳞状上皮细胞化生、核异质等。其中，在痰涂片中出现核异质细胞时，要注意随访患者。

第二章

感染性疾病

第一节　流行性感冒

流行性感冒(简称流感)是一种由流行性感冒病毒所诱发的急性呼吸系统感染性疾病。流感可累及上呼吸道和(或)下呼吸道,常伴有全身症状,如发热、头痛、肌痛和乏力。

一、病原学

流感病毒属于正黏病毒科,为单股、负链、分节段 RNA 病毒。根据核蛋白(nuclear protein,NP)和基质蛋白(matrix protein,MP)分为 A 型、B 型、C 型。甲、乙型毒株基因组分别编码至少 10 种和 11 种蛋白。由于基因组是分节段的,故易产生同型不同株间基因重配,同时流感病毒 RNA 在复制过程中不具有校正功能,其发生突变的频率要高于其他病毒。A 型流感病毒根据其表面血凝素(hemagglutinin,HA)(H1、H2、H3)和神经氨酸酶(neuraminidase,NA)(N1、N2)的抗原性又可分成许多亚型。人群中有 A 型的多种亚型和 B 型流感病毒,而动物中包含 A 型的多种亚型和 C 型流感病毒。

二、临床表现

(1)全身症状的突然发生,如头痛、发热、寒战、肌痛或全身不适,并伴有呼吸系统症状,主要有咳嗽和咽痛。临床表现严重者有明显呼吸衰竭的症状。

(2)一般均有发热,体温为 38～41 ℃。起病后第 1 天可出现体温的急剧上升,2～3 天体温逐渐下降。偶尔可延续 1 周以上。有时患者伴有寒战、畏寒表现。

(3)全头痛或前头痛较为普遍,全身肌痛常见,常累及下肢和腰背部,也可发生关节痛。

(4)随着全身症状的消退,呼吸系统症状突出。例如,咽痛或持续性咳嗽,伴有胸骨后不适的表现。并伴有眼球运动时疼痛、畏光和眼部烧灼感。

(5)体征:疾病早期,皮肤潮红、干燥和发热,肢体多汗或呈花斑状,咽喉部黏膜充血和鼻后部分泌物增多。颈部淋巴结有轻度肿大。少数患者有干啰音、哮鸣音和散在湿啰音。如有明显的肺部并发症时,可有呼吸困难、呼吸急促、发绀、双肺弥漫性啰音和肺部实变体征。

三、并发症

(一)原发性流感病毒性肺炎

原发性流感病毒性肺炎为严重的肺部并发症。流感症状呈急剧进展,有持久高热、呼吸困难和发绀的表现。痰量不多,但可有血痰。重症患者,肺部有弥漫性湿啰音,胸部X线检查示弥漫性间质浸润或表现为急性呼吸窘迫综合征的影像学改变,有低氧血症的表现。

(二)细菌性肺炎

流感症状缓解3天后,又出现发热,伴有细菌性肺炎症状和体征,包括咳嗽、咳脓痰。胸部影像学检查示肺部实变。

常见的致病菌有肺炎链球菌、金黄色葡萄球菌和流感嗜血杆菌。流感后继发肺部感染常见于有慢性心肺疾病的患者。

(三)肺外并发症

瑞氏综合征(脑病脂肪肝综合征)是B型流感的一种严重并发症,多见于2～16岁儿童,临床特征是在出现恶心、呕吐后2天内,伴发中枢神经系统症状。常见有精神状态改变,从嗜睡到昏迷,甚至出现谵妄和癫痫发作。查体有肝脏肿大。实验室检查血清转氨酶和乳酸脱氢酶水平增加,可出现低血糖。脑脊液压力升高而无其他明显改变。应用阿司匹林治疗病毒性感染与其后发生的瑞氏综合征有一定关系。

(四)流感后偶可并发肌炎、横纹肌溶解和肌红蛋白尿

急性肌炎时,受累肌群可有非常明显的触痛,最常发生在腿部,严重时肌肉呈明显肿胀而无弹性。血清肌酸磷酸激酶可明显增加。个别患者因肌红蛋白尿而导致肾衰竭。

(五)中枢神经系统的并发症

中枢神经系统的并发症包括脑炎、横贯性脊髓炎及吉兰-巴雷综合征。

四、实验室检查

(1)流感急性期可从咽拭子、鼻咽洗出液或痰液中分离出病毒。免疫荧光或血凝抑制试验可确定流感病毒的类型。用亚型特异性抗血清做血凝抑制试验能区分 A 型流感病毒血凝素亚型(H1、H2、H3)。

(2)血清学诊断需要对急性期血清和发病后 10～14 天的血清抗体滴度进行比较,主要用作回顾性诊断。如应用血凝抑制试验、补体结合试验检出抗体呈 4 倍以上升高,或 ELISA 检出抗体效价显著增高,则对急性流感的回顾性诊断有较大的意义。

(3)患者呼吸道上皮细胞检查流感病毒阳性。

(4)外周血常规:白细胞总数不高或减低,淋巴细胞计数相对增加。

五、诊断与鉴别诊断

(一)诊断

诊断流感的主要依据是流行病学资料,结合上述典型临床表现并不困难。但在流行初期,对散发患者的诊断则较为困难,确诊需结合实验室检查。

(二)鉴别诊断

(1)普通感冒:流感的临床表现无特异性,尤其需与普通感冒相鉴别。除流行病学资料外,通常流感的全身症状比普通感冒的全身症状重,而普通感冒局部症状较重。

(2)其他上呼吸道感染性疾病。

六、治疗

按有无并发症、发病时期及症状的轻重等分别治疗。

(一)抗病毒药物的应用

常用抗病毒药物有金刚烷胺和金刚乙胺。治疗流感的抗病毒药物,即神经氨酸酶抑制剂已在临床应用。

1.金刚烷胺和金刚乙胺

用药剂量:1～9 岁,每天 3～4 mg/kg,每天 1 次或分成每天 2 次,每天剂量不超过 150 mg。9 岁以上,每天 200 mg,每天 1 次或分成每天 2 次。大于 65 岁者，每天 100 mg，每天 1 次。

治疗流感应在发病 48 小时内应用，可减轻发热和全身症状，减少病毒的排出，防止流感病毒的扩散。疗程一般为 5～7 天或在症状改善后再维持48 小时。高剂量金刚烷胺和金刚乙胺（每天 400～500 mg）可缩短流感病毒肺炎的病程。金刚烷胺和金刚乙胺也可采用气溶胶的形式给药，浓度为 10 g/L，每天2 次，每次 30 分钟，疗程为 1～2 周。

金刚烷胺每天剂量＜200 mg，不良反应的发生率较低，为 1%～2%。每天剂量超过 300 mg 时，患者可出现失眠、焦虑、注意力不集中等中枢神经系统不良反应，偶可引起惊厥，故癫痫患者慎用。长期用药双下肢可出现网状青斑。

金刚烷胺的最大耐受剂量为每天 400～500 mg。金刚乙胺的耐受性较好，极少引起中枢神经系统的不良反应。

2.神经氨酸酶抑制剂

（1）奥司他韦：成人 75 mg，每天 2 次，连服 5 天，应在症状出现 2 天内开始用药。不良反应较少。

（2）扎那米韦：10 mg，经口吸入，每天 2 次，共 5 天。应在出现症状 48 小时内应用。目前不应用于年龄＜12 岁的儿童，孕妇或哺乳期的妇女不推荐使用该药。

（二）对症治疗

（1）对乙酰氨基酚：临床上如有发热症状，可适量应用对乙酰氨基酚。过去曾用水杨酸盐作为流感时的退热药物，现在已发现水杨酸盐与流感的并发症之一（即瑞氏综合征）有一定的关系，尤其在儿童群体的应用中，故在流感患者中不再应用水杨酸盐制剂作为退热药物。

（2）抗胆碱能喷鼻剂：如溴化异丙托品能抑制鼻部分泌物。鼻孔内滴入去氧肾上腺素可减轻鼻部充血。

（3）适当补液和休息。

（三）抗菌药物

（1）大部分无并发症的流感患者并不需要抗生素治疗。

（2）流感可加重慢性阻塞性肺疾病（chronic obstructive pulmonary disease，COPD）患者的病情。所以，COPD 患者出现以下临床症状时可使用抗生素，即呼吸困难加重、痰量增加和痰呈脓性样。

（3）继发性细菌性肺炎是流感的一个重要并发症，应选用适当的抗生素针对可能的病原体进行治疗。通常抗菌药物中应包括一种具有对抗金黄色葡萄球菌的药物。

第二节　急性气管-支气管炎

急性气管-支气管炎是一种自限性的下呼吸道疾病，通常有病毒感染参与其病程，主要临床特征为持久和严重的咳嗽，可发生于肺部正常的人群，因而可与慢性阻塞性肺疾病的急性加重期相鉴别。

一、病因

(1)大多数急性气管-支气管炎患者在病程初期有病毒感染，几乎所有能在呼吸道内寄殖的病毒都可参与急性气管-支气管炎的发病，流感病毒、副流感病毒、柯萨奇病毒、鼻病毒、腺病毒和冠状病毒为常见病原体。

(2)肺炎链球菌、流感嗜血杆菌等细菌在急性气管-支气管炎中的致病作用并不确定。

(3)肺炎支原体和肺炎衣原体也可能参与急性气管-支气管炎的发病。

二、临床表现

急性气管支气管炎主要表现为咳嗽咳痰。一般起病较急，通常全身症状较轻，可有发热的症状。初为干咳或咳少量黏液痰，随后，痰量增多，咳嗽加剧，偶伴血痰。咳嗽、咳痰可延续至 2～3 周，如迁延不愈，可演变成慢性支气管炎。伴支气管痉挛时，可出现程度不等的胸闷气促。

三、辅助检查

(一)血液检查

病毒感染时，血常规检查白细胞计数多为正常。细菌感染较重时，白细胞计数和中性粒细胞计数增高。红细胞沉降率检查可有红细胞沉降率快。

(二)胸部 X 线检查

胸部 X 线检查多无异常，或仅有肺纹理的增粗。

(三)痰培养

细菌或支原体衣原体感染时，可明确病原体；药物敏感试验可指导临床用药。

四、诊断与鉴别诊断

(一)诊断

诊断主要依靠病史和临床表现,X 线检查无异常或仅有肺纹理增厚。在病毒感染者白细胞计数并不增高、淋巴细胞相对轻度增加。在细菌感染时则白细胞总数和中性粒细胞比例均升高。痰涂片或痰培养、血清学检查等可能发现致病的病原体。

(二)鉴别诊断

1.多种急性感染性疾病

多种急性感染性疾病(如肺结核、肺脓肿、支原体肺炎、麻疹、百日咳、急性扁桃体炎及鼻后滴流综合征、咳嗽变异性哮喘、胃食管反流性疾病、间质性肺疾病、急性肺栓塞和肺癌等)在发病时常有咳嗽。类似于急性气管-支气管炎的咳嗽症状,故应深入检查,临床上需相加鉴别。

2.流行性感冒

流行性感冒的症状与急性气管-支气管炎颇相似。但从流感的流行病学史、急骤起病、全身明显的中毒症状、高热和全身肌肉酸痛等,一般鉴别并不困难,病毒分离和补体结合试验可确诊。

五、治疗

(一)一般治疗

多休息,多饮水,避免劳累,注意保暖。

(二)对症治疗

咳嗽无痰或少痰的患者,可用右美沙芬、喷托维林镇咳。对久咳不愈少痰的患者,必要时可使用可待因 10～30 mg,每天 4 次口服。对咳嗽有痰且不易咳出的患者,可选用盐酸氨溴索 30 mg,每天 3 次或溴己新 16 mg,每天 3 次。也可雾化帮助祛痰,较为常用的为兼顾止咳和化痰的棕色合剂,发生支气管痉挛时,可用平喘药如茶碱类、$β_2$受体激动剂、胆碱能阻滞剂等。发热可用解热镇痛药对症处理。

(三)抗菌药物治疗

抗菌药物在有细菌感染证据时应及时使用。可以首选新大环内酯类、青霉素类,也可选用头孢菌素类或喹诺酮类等药物。多数患者口服抗菌药物即可,症状较重者可经肌内注射或静脉滴注给药，少数患者需要根据病原体培养结果指导用药。

第三节　葡萄球菌肺炎

一、病原体

葡萄球菌为 G^+ 小球菌，在涂片上细菌常呈葡萄串状排列，营养要求低。目前至少有 32 个种类，临床标本经常分离到的有金黄色葡萄球菌、表皮葡萄球菌和腐生葡萄球菌。按细菌产血浆凝固酶与否通常将葡萄球菌分为凝固酶阳性葡萄球菌和凝固酶阴性葡萄球菌。前者不论是否产溶血素或金黄色素，如来自人类标本，皆可确定为金黄色葡萄球菌；(简称金葡萄)后者包括除金葡菌以外的所有葡萄球菌，以表皮葡萄球菌最常见，并具临床意义。目前绝大多数金葡菌包括社区获得性菌株因产青霉素酶而对青霉素耐药。耐青霉素酶的新型青霉素甲氧西林和苯唑西林上市后很快也出现了耐甲氧西林金葡菌(methicillin-resistance staphylococcus aureus，MRSA)。

二、发病机制

葡萄球菌的致病性与其产酶和毒素有关。当机体免疫防御机制受损时，一旦大量吸入定植于鼻咽部和口咽部的葡萄球菌，或者经呼吸道交叉污染葡萄球菌，便引起细菌在支气管-肺部繁殖，产生炎症坏死。此种原发吸入性感染是葡萄球菌肺炎最常见的感染途径和临床类型，其他尚有血源播散性，多继发于葡萄球菌败血症，相对少见。肺炎病原体以金葡菌最常见，在免疫低下和机械通气患者偶尔可见 CoNS 医院获得性肺炎。

三、临床表现

葡萄球菌肺炎起病急骤，病情发展迅速。寒战、高热(39～40 ℃)，呈稽留热型，常有大汗淋漓。病初咳嗽多较轻微，以后出现黏稠黄脓痰或脓血痰。胸痛、呼吸困难和发绀也较常见。全身毒血症状除高热外，尚有精神萎靡，神志模糊、体质衰弱，脉搏速弱，常并发循环衰竭。并发脓胸或脓气胸时，胸痛、呼吸困难症状加重。病程早期可无胸部体征，常与严重中毒症状和呼吸道症状不平行。随着病变进展可闻及散在性湿啰音，病变融合则有肺实变体征。并发脓胸或脓气胸则有相应体征。

葡萄球菌肺炎的X线征象视类型不同而有所差异。吸入型早期仅有肺纹理增生或小片状浸润，病情迅速进展而出现叶段性浸润，以两下肺野多见。随后病灶内坏死，并进一步发展为肺脓肿，见空腔和液平。由于小支气管渗出液或脓液形成活瓣样阻塞，导致局限性肺气肿或囊肿样空腔，称为肺气囊肿，其囊壁为炎性肉芽肿，外周尚有不张的肺组织。在X线上肺气囊肿壁甚薄或伴小液平，大小数目和分布变化很快，甚至1天数变。葡萄球菌的组织破坏力极强，肺炎极易合并脓胸或脓气胸。血源性葡萄球菌肺炎显示两肺周边部位多发性大小不等斑片状或团块样阴影，类似转移性肿瘤，随病变发展，周围出现肺气囊肿，并迅速发展为肺脓肿。肺浸润、肺脓肿、肺气囊肿和脓（气）胸是葡萄球菌，尤其是金黄色葡萄球菌肺炎的四大X线特征，在不同类型和病期以不同的组合出现。

四、诊断

根据临床表现和X线典型特征，合格痰标本、防污染标本或脓性胸液培养到葡萄球菌，即可确诊。咳痰标本或机械通气患者气管吸引物仅仅定性培养到葡萄球菌，如果X线上没有坏死性肺炎表现，通常不能诊断葡萄球菌肺炎。

五、治疗

治疗应根据分离菌株对甲氧西林是否耐药而定。MRSA可选择甲氧西林、苯唑西林、氯唑西林或双氯西林、第Ⅰ代头孢菌素如头孢唑林。MSSA治疗需使用糖肽类抗生素（万古霉素、去甲万古霉素、替考拉宁），必要时联合利福平或夫西地酸。近年来，新型结构的抗感染化合物噁唑烷酮中的利奈唑胺也被用于治疗MRSA感染。

第四节 病毒性肺炎

病毒性肺炎（viral pneumonia，VP）是由多种不同种类的病毒侵犯肺实质而引起的肺部炎症，多由上呼吸道病毒感染向下蔓延所致，常伴气管-支气管炎。

一、病因

引起病毒性肺炎的病毒以流行性感冒病毒、呼吸道合胞病毒、腺病毒为常见，其他如副流感病毒、麻疹病毒、水痘病毒、鼻病毒、巨细胞病毒、EB病毒等，主要经飞沫和直接接触传播。传染性强，传播迅速。一年四季均可发病，但多见于冬春季节，潜伏期短。易感人群为婴幼儿、老人或全身或呼吸道局部免疫功能低下者。

二、临床表现

不同病毒临床表现有所不同。开始都有咽干、咽痛、鼻塞、流涕、发热、头痛和全身酸痛等上呼吸道感染症状。累及肺部时，表现为咳嗽，以干咳为主，气急、胸痛、持续高热、可有少量白色黏痰。重症病毒性肺炎时，可出现呼吸困难、发绀、心悸、嗜睡、精神萎靡，甚至出现休克、心力衰竭、急性呼吸窘迫综合征等疾病的表现。

常见体征：早期肺部体征不明显，病变部位呼吸音减弱，散在干、湿啰音，重症病毒性肺炎可见吸气三凹征和鼻翼翕动，肺部可闻及较为广泛的干、湿啰音。并可出现休克，心力衰竭体征。

三、辅助检查

（一）胸部X线检查

两肺纹理增粗，模糊，呈网格状阴影，主要为间质性肺炎的表现，重症者两肺中野、下野可见弥漫性结节性浸润，少数可有肺实变和胸腔积液。

（二）血液及痰液检查

白细胞计数一般正常，也可稍高或偏低。继发细菌性感染时，白细胞总数和中性粒细胞数量可增高。痰涂片所见的白细胞以单核细胞为主；痰培养常无致病菌生长；如痰液中的白细胞核内出现包涵体，则提示病毒感染。

（三）免疫荧光技术和免疫酶技术

痰或气管吸出物可查到病毒抗原。

（四）血清学检查

（1）双份血清病毒抗体测定，恢复期较急性期升高4倍以上。

（2）免疫荧光或免疫酶联法测定病毒抗体升高。

（五）病毒分离

咽拭子、鼻咽分泌物或痰中病毒分离可呈阳性。

四、诊断与鉴别诊断

（一）诊断

病毒性肺炎常常发生在病毒性疾病的流行季节，每年12月至次年3月。往往有多人同时发病，以婴幼儿和年老体弱者多见。根据临床表现及辅助检查结果可以帮助诊断。该病通常使用抗生素治疗无效。

（二）鉴别诊断

1.细菌性肺炎

发病与流行季节无关，除发热、咳嗽，常有脓痰。肺部X线表现为大片状实变阴影，血白细胞计数常增高，痰涂片革兰氏染色及培养有助于鉴别。

2.支原体肺炎

发热、咳嗽、肌痛与病毒性肺炎相似，但症状较轻，本病红细胞冷凝集试验阳性＞1∶32，MG型链球菌凝集试验阳性＞1∶40，免疫荧光技术检查肺炎支原体抗原阳性，肺炎支原体IgM＞1∶16，IgG升高4倍。痰、鼻咽分泌物或咽拭子培养可分离出肺炎支原体，聚合酶链反应（polymerase chain reaction，PCR）技术肺炎支原体DNA阳性。青霉素头孢类抗生素治疗无效，四环素、红霉素治疗有效，有助于鉴别。

3.衣原体肺炎

四季均可流行，成人较多见。病原体分离培养阳性，免疫荧光抗体检查肺炎衣原体抗体阳性。PCR技术肺炎衣原体DNA阳性。

五、治疗

（一）一般治疗

充分休息、多饮水、进食易消化的营养食物、保证热量、给予足量的维生素、维持水和电解质平衡。

（二）对症治疗

（1）高热者可采用物理降温，如头部冷敷或酒精擦浴；若效果不好，可用药物降温，如复方阿司匹林。

（2）止咳、祛痰、平喘，对咳嗽、咳痰患者一般使用祛痰剂，不用镇咳剂。而干咳明显，影响睡眠引起呕吐者，可服用止咳药。有气喘、气憋者，可酌情应用支气管扩张药。必要时，应用雾化吸入糖皮质激素或短期静脉应用糖皮质激素。

(3)物理疗法:对肺部啰音持续不消的患者,可应用光疗、电疗、超短波等方法,促进肺内渗出物的吸收。

(三)抗病毒药物治疗

病毒性肺炎的抗病毒药物治疗,即病因治疗,起到抑制病毒,减轻症状,缩短病程的作用。

1.利巴韦林

利巴韦林为广谱抗病毒药物,临床主要用于腺病毒、呼吸道合胞病毒、流感病毒、疱疹病毒、水痘病毒、麻疹病毒、肺炎治疗。该药可吸入、口服或静脉给药。

2.阿昔洛韦

阿昔洛韦是具有广谱、强效和起效快特点的抗病毒药物,主要用于疱疹病毒、水痘、病毒性肺炎的治疗。用法:每次 5 mg/kg,静脉滴注,每天 3 次,7 天为 1 个疗程。

3.阿糖腺苷

阿糖腺苷具有广泛的抗病毒作用,临床主要用于疱疹病毒、水痘病毒及巨细胞病毒肺炎。用法:每天 5～15 mg/kg,静脉滴注。

4.更昔洛韦

更昔洛韦的抗病毒作用比阿昔洛韦更强更广谱,主要用于治疗骨髓移植患者和艾滋病患者的巨细胞病毒肺炎。

(四)免疫治疗

1.干扰素

干扰素具有广谱抗病毒作用,可用于防治流感病毒、腺病毒、呼吸道合胞病毒等引起的病毒性肺炎。

2.聚肌胞

聚肌胞是一种高效的干扰素诱导剂。主要用于预防和治疗婴幼儿病毒性肺炎。

3.被动免疫治疗

(1)输血和新鲜血浆。

(2)高效价特异性免疫球蛋白和抗体。

(五)抗生素的应用

无细菌感染证据的患者,无须抗菌药物治疗。一旦并发细菌感染或不能除外细菌感染的患者,可选用敏感的抗生素治疗。

第五节 肺炎支原体肺炎

一、病原学

支原体是介于细菌与病毒之间，兼性厌氧、能独立生活的最小微生物。大小10 μm×200 μm，丝状，可在无细胞的培养基中生长，在含马血清和酵母浸膏的琼脂培养基上生长良好，初次培养于光镜下可见典型的圆屋顶形桑椹状菌落，多次传代后转呈油煎蛋形状。支原体发酵葡萄糖，并能产生溶血素，溶解豚鼠、羊红细胞；对醋酸铊、青霉素等具有抵抗力，故培养基常加之以抑制标本中细菌和真菌。目前已发现支原体有150种，证明5种对人有致病性。

二、病理与发病机制

肺炎支原体肺炎的主要病变为急性气管-支气管炎和毛细支气管炎、支气管肺炎、间质性肺炎。气道黏膜充血、水肿，上皮坏死、脱落。一般为浅表感染，管腔内充满中性粒细胞和巨噬细胞，病变也可侵犯至黏膜下层及支气管周围，产生淋巴细胞和浆细胞浸润。肺泡内可含少量单核细胞为主的渗出液，并可发生灶性肺不张、肺实变、肺气肿。毛细血管明显充血，肺间质主要为中性粒细胞和大单核细胞浸润。

肺炎支原体细胞膜上有神经氨酸受体，可吸附于宿主的呼吸道上皮细胞表面，释放多种有毒代谢产物如过氧化氢，抑制纤毛活动和破坏上皮细胞；出现细胞变性、坏死、脱落，炎症细胞浸润，并可波及间质，肺泡壁因而增厚。重症者可见弥漫性肺泡坏死。

肺炎支原体感染和发病除病原体的直接致病作用外，尚存在复杂的免疫病理机制。有资料观察到可出现类似迟发性变态反应及IgE介导的超敏反应现象。支原体感染后，首先产生IgM抗体，随后出现IgG抗体。有时血清中虽存在抗体，但仍可能重复感染产生肺炎，说明抗体的存在并无完全保护的免疫作用。呼吸道分泌液中的IgA抗体能抑制肺炎支原体和呼吸道上皮细胞的结合。支原体感染激发白细胞免疫反应也具局部免疫作用。

痰或鼻咽部分泌物中能分离到肺炎支原体。由于肺炎支原体肺炎死亡者的肺内有时很少有肺炎支原体或抗原的证据，也提示本病的发生可能与肺炎支原体感染后产生的超敏性有关。

三、临床表现

本病潜伏期2～3周，感染后多数患者出现咽炎、气管炎、支气管炎症状，约10%的患者产生肺炎。本病起病较缓慢，发病初有头痛、咽痛、低热或高热达39℃，肌肉酸痛或出现恶心、呕吐等消化道症状。2天后出现咳嗽、胸骨后不适，咳嗽常为持久的阵发性剧烈干咳或有少量黏痰或脓性黏痰，偶有痰血、胸痛、耳痛，一般不伴气急或呼吸困难。肺炎支原体还可诱发慢性呼吸系统疾病，如哮喘、COPD急性发作等。极少数患者可伴发肺外其他系统的病变，一般出现在呼吸道症状出现10天后，可有出血性耳鼓膜炎、胃肠炎、溶血性贫血、关节炎、血小板减少性紫癜、心包炎、心肌炎、肝炎等临床表现。少数还出现周围神经炎、脑膜炎、脑炎以及小脑共济失调等神经系统症状。上述肺外表现有时也可出现于不伴有肺部感染时。本病的病情一般较轻，发热持续1～3周，咳嗽可延长至6周左右，有时病情加重，极少数伴有肺外严重并发症者可能导致死亡。

体格检查可见咽部充血，耳鼓膜充血，约15%的患者有鼓膜炎，颈淋巴结可肿大，少数患者出现结节红斑、多形红斑或其他皮疹。胸部体格检查与肺部病变程度常不相称，可无明显体征发现或闻及少量干湿啰音，很少有实变体征，偶能闻及胸膜摩擦音。

四、辅助检查

(一)胸部X线检查

胸部X线检查表现多样化，无特异性。早期多呈间质性肺炎改变，肺部显示纹理增深及网织状阴影，呈段性分布。发生肺实质病变后常于一侧肺部见边缘模糊斑片状阴影，按小叶分布呈支气管肺炎征象，约3/4的患者病变累及下肺叶，偶见上叶肺和双肺病变，或可见从肺门向肺野外围伸展的扇形阴影，近肺门较深，外缘逐渐变淡，其中夹杂条索状影或斑点状阴影，偶见肺门淋巴结肿大。肺内病灶多于6周内完全消散。部分患者出现少量胸腔积液，常为单侧，双侧偶可被累及，多于短期内迅速吸收。

(二)血液检查

多数患者的白细胞总数正常，约5%的患者可高于10×10^9/L，也可出现中性粒细胞增多，或淋巴细胞增高，或单核细胞增多，通常红细胞沉降率增快。痰、鼻分泌物和咽喉拭子培养可获肺炎支原体，因生长缓慢，需时约3周，故不能作为早期诊断。冷凝集试验50%以上为阳性，起病4周内达高峰。患者血清中有链球菌MG株凝集抗体，约30%的患者血中出现MG链球菌凝集效价为1∶40或更高，滴度逐渐增至4倍以上则意义更大，但本试验不及冷凝集试验敏感。

(三)血清中特异性抗体检查

血清中特异性抗体检查还可通过补体结合试验、间接血凝试验、代谢抑制试验、间接荧光法、酶联免疫吸附试验等测定。补体结合抗体于起病后10天出现，在恢复期滴度等于或大于1∶64或滴度增多至4倍以上对诊断有意义，其敏感性低。免疫荧光法特异性强但敏感性差，而酶联免疫吸附试验的敏感性较高，间接血凝试验既敏感操作又简便，于2小时内即有结果，颇为实用，但会出现非特异性阳性反应，若同时做间接荧光或酶联免疫吸附试验则可增加可靠性。肺炎支原体4.3×10^4 Da膜蛋白为肺炎支原体的主要抗原，可用单克隆抗体免疫印迹法检测，阳性率高。咽拭子、支气管肺泡灌洗液等标本通过单克隆抗体免疫印迹法检测肺炎支原体抗原，核酸杂交技术及PCR技术检测标本中肺炎支原体的特异性核酸国内早已有报道，特异性和敏感性均较高，并可作为早期诊断之用，但临床推广应用还需进一步研究。

五、诊断

借助流行病学史，呼吸道症状伴明显头痛、鼻咽部炎症及缺乏细菌性肺炎毒性症状，胸部X线表现早期以肺间质肺炎为主可初步做出诊断，进一步做特异性抗体检查和痰液培养分离到支原体而确诊。本症的临床表现与病毒性肺炎或细菌性肺炎、衣原体、军团菌、结核分枝杆菌感染甚为相似，应予以鉴别。

六、治疗

本病有自限性，少数患者不经治疗可自愈。因肺炎支原体无细胞壁，对影响细胞壁合成的药物如β-内酰胺类抗生素等不敏感。红霉素和四环素治疗有效，能明显减轻症状，缩短病程，但不能消除肺炎支原体的寄居。用药后痰内肺炎支原体仍可持续存在达数月之久，约10%的患者肺炎可复发。推荐红霉素用量1.5～2.0 g/d，分3～4次口服，疗程为2～3周。替代疗法可选用克拉霉素1.0 g/d，分2次口服，或阿奇霉素首剂口服0.5 g，以后每天0.25 g，连用5天。氟喹诺酮类药物也可用于支原体肺炎的治疗。

第六节　衣原体肺炎

衣原体肺炎是由衣原体引起的肺部炎症。衣原体作为一类细胞内微生物，依其抗原性质、形态和胞质中所含糖原的不同，可将衣原体分为沙眼衣原体、肺炎衣原体和鹦鹉热衣原体。沙眼衣原体可引起沙眼、性病淋巴肉芽肿、包涵体结膜炎、非淋病性尿道炎、宫颈炎、输卵管炎、直肠炎、附睾炎及婴儿肺炎。肺炎衣原体主要引起急性呼吸道感染，如咽炎、鼻窦炎、支气管炎、肺炎等症状。

一、病因

衣原体肺炎包括沙眼衣原体引起的婴儿肺炎，也包括鹦鹉热衣原体感染导致的肺部炎症和肺炎衣原体感染引起的肺炎。鹦鹉热肺炎者多有接触鹦鹉或食用家禽的经历，通过吸入寄生在这些禽类粪便中的病原体而患病，或是与患本病的人接触而受传染。肺炎衣原体是目前临床上最常引起呼吸道感染的衣原体。肺炎衣原体肺炎多见于青少年，四季均可发病，有 70%～75%的人群为易感人群，在人与人之间进行传播。

二、临床表现

(一)沙眼衣原体肺炎

沙眼衣原体肺炎主要见于 2～12 周的新生儿和婴儿，常见症状有气急、阵发性咳嗽、咳嗽后发绀，甚至窒息。通常不发热，肺部可闻及啰音及轻微哮鸣音。

(二)鹦鹉热肺炎

本病可有 1～4 周的潜伏期，起病隐潜，患者表现为发冷、发热、乏力、食欲缺乏、肌痛、关节痛，可有鼻出血、玫瑰疹。患者还有咳嗽、咳少量黏痰，甚至出现谵妄、嗜睡，木僵、抽搐等神经精神症状。轻症者体征可不明显。体温逐渐升高，可达 40 ℃以上，伴相对缓脉，咽充血，双肺少量湿啰音，严重者有实变体征。

(三)肺炎衣原体肺炎

临床症状无特异性，潜伏期 15～23 天。大多数患者表现为咽痛、声音嘶哑，还有发热、咳嗽(以干咳为主)、胸痛、不适、寒战和肌痛的症状。肺部可闻及湿啰音。

三、辅助检查

(一)X线检查

1.沙眼衣原体肺炎

沙眼衣原体肺炎胸部X线显示间质浸润或网状、结节阴影,肺充气过度。

2.鹦鹉热肺炎

鹦鹉热肺炎两肺可见自肺门向外放射的浸润病灶,下叶较多,有时可见粟粒样结节或明显实变阴影,如弥漫性支气管肺炎或间质性肺炎,但无特异性。肺内病变吸收缓慢。

3.肺炎衣原体肺炎

肺炎衣原体肺炎开始主要表现为单侧肺泡浸润,下叶多见,以后可进展为双侧间质和肺泡浸润。

(二)实验室检查

血白细胞计数多正常;红细胞沉降率增快。特异性补体结合试验阳性(>1∶64)或发病2～3周(恢复期)血清抗体效价高于急性期4倍以上,有助于诊断。痰标本、血标本接种于鸡胚及小白鼠或组织培养液中分离出鹦鹉热衣原体(革兰氏阴性)可确诊。但肺炎衣原体培养要求高,一般实验室难以实现。

肺炎衣原体抗原的微量免疫荧光试验对肺炎衣原体具有特异性诊断价值。血清学诊断标准:IgG≥1∶512和(或)IgM≥1∶32,在排除类风湿因子所致的假阳性后可诊断为近期感染。双份血清抗体滴度4倍或以上也可诊断为近期感染。1∶16≤IgG<512为既往感染。

四、诊断与鉴别诊断

(一)诊断

根据患者病史以及临床表现,再结合辅助检查结果,本病诊断并不困难。

(二)鉴别诊断

1.病毒性肺炎

病毒性肺炎多发生于冬春季节,可散发流行或暴发。儿童多见,临床表现一般较轻,体征往往缺如。肺部X线检查呈斑点状、片状或均匀的阴影。病毒的分离、血清学检查及抗体的检测都有助于诊断。

2.真菌性肺炎

真菌性肺炎多见于年老体弱,机体抵抗力低下,长期使用抗生素、激素、免疫抑制剂的人群。本病多种抗生素治疗无效,痰病原学检测可助于鉴别。

3.肺结核

本病可有结核病接触史,一般抗感染治疗无效,肺内病灶形态不规则、密度不均匀,可出现空洞。血清结核抗体、皮肤结核菌素试验、痰抗酸菌检查及诊断性抗结核治疗等有助于诊断。

五、治疗

(一)抗生素治疗

(1)首选四环素类抗生素或大环内酯类抗生素。多西环素,首剂 0.2 g,以后每次 0.1 g,每天 2 次;或四环素(不用于孕妇和儿童),每次 0.25～0.50 g,每天 4 次;或红霉素每次 0.5 g,每天 4 次。口服,疗程均为 21 天。

(2)抗生素治疗也可应用克拉霉素,每次 0.5 g,每天 2 次,疗程 21 天;阿奇霉素,首剂 0.5 g,以后 4 天每次 0.25 g,每天 1 次。罗红霉素,每次 0.15 g,每天 2 次。

(3)肺炎衣原体对氟喹诺酮类药物也敏感,可试用氧氟沙星、左氧氟沙星等,但不能应用于 18 岁以下的患者。疗程 2～3 周。

(二)一般治疗

注意隔离,对症治疗。

(三)并发症治疗

并发症治疗如出现呼吸衰竭可行机械通气等处理。

第七节　克雷伯菌肺炎

克雷伯菌肺炎也称肺炎杆菌肺炎,是由肺炎克雷伯菌感染引起的急性肺部炎症,主要表现为支气管肺炎、急性支气管炎,16%～50%的患者合并肺脓肿、败血症或迁移性脓肿,病死率为 30%～50%。

一、病因

致病菌为肺炎克雷伯菌,属肠杆菌克雷伯菌属,包括 3 个亚种,革兰氏染色阴性,多有荚膜。根据荚膜抗原的不同,可分为 78 个型。引起肺炎者以 K1～K6 型为多。主要通过患者之间或经呼吸机、静脉补液及医护人员的手传播。该菌已成为院内获得性肺炎的重要致病菌，在社区获得性和医院获得性革兰氏阴性杆菌肺炎中分别占18%～64%和30%，其中有50%耐药，成为防治中的难点。

二、临床表现

(一)症状

本病中年以上男性多见，起病急，畏寒、高热。表现为咳嗽、气急及胸痛的症状。多数患者痰较多、咳黏稠脓性痰、痰中带血和咯血。典型者痰液呈砖红色胶胨状或果酱样，无嗅味。当有肺炎杆菌肺炎临床表现，青霉素、大环内酯类治疗无效时，应警惕该病可能。

(二)体征

急性病容，呼吸急促，发绀，体温波动在39 ℃上下，心率快，严重者可出现黄疸、休克。肺部查体为实变体征，可听到管状呼吸音或湿性啰音。慢性者可有贫血表现。部分患者有化脓性胸膜炎、皮肤软组织感染、心内膜炎、骨髓炎等表现。

三、辅助检查

(一)血常规

白细胞计数和中性粒细胞计数增多，核左移。年老体弱者白细胞总数可正常或减少，提示预后较差。少数正细胞正色素贫血。

(二)病原体检查

(1)痰涂片染色镜检，有大量白细胞，可见革兰氏染色阴性杆菌，

(2)痰培养肺炎杆菌生长。但不能确定病原体或是口咽部定植菌。防污染痰标本培养阳性则可助于确诊。

(3)20%～60%的患者血培养致病菌可阳性。

(4)胸液培养致病菌可阳性。如痰培养、血培养和胸液培养为同样致病菌，可确认病原学诊断。

(三)胸部X线检查

(1)大叶实变：多位于右上叶，炎性渗出物可使叶间裂呈弧形下坠为典型表现。

(2)小叶浸润性病变：可累及多个肺叶。

(3)脓肿形成：16%～50%的患者可伴脓肿和空洞形成。

(4)胸腔积液和脓胸。

(5)慢性者超薄壁空洞肺纤维化体积缩小后似结核。

四、诊断与鉴别诊断

(一)诊断

本病多见于中年以上男性、常有慢性酒精中毒、酗酒等诱因。常见基础疾病有慢性肺部疾病、糖尿病、肿瘤、创伤手术史及营养不良等。结合患者的病史、临床表现与辅助检查结果,不难做出诊断。

(二)鉴别诊断

1.干酪样肺炎

干酪样肺炎中毒症状重,肺实变上叶多见,应与克雷伯菌肺炎鉴别。干酪样肺炎常有结核中毒症状,肺部X线片表现为肺实变、消散慢,病灶多在肺尖或锁骨下、下叶后段或下叶背段,新旧不一、有钙化点、易形成空洞并肺内播散。痰抗酸菌染色可发现结核菌,结核菌素试验常阳性,青霉素G治疗无效。

2.金黄色葡萄球菌肺炎

本病中毒症状重,早期多发肺脓肿,应与克雷伯菌肺炎鉴别。金黄色葡萄球菌肺炎常有肺外化脓性感染灶,肺部X线片表现有迁移性肺脓肿及液平,可发生于肺内任何部位,痰血菌培养可助于诊断。

3.支气管扩张

本病表现为反复咳脓痰、咯血、消瘦,应与克雷伯菌肺炎鉴别。幼年有呼吸道感染病史,咳嗽与体位有关,晨起明显,反复同一肺段感染,听诊有固定啰音,杵状指,肺部X线片表现为沿支气管分布蜂窝状或卷发状阴影。胸部CT见支气管扩张变形。

4.其他革兰氏阴性杆菌肺炎

病原体检测是诊断本病的主要依据。

五、治疗

(一)对症治疗

卧床休息、保温、气道通畅、止咳祛痰、痰液黏稠时,给予雾化,吸氧,纠正水、电解质和酸碱平衡紊乱及营养疗法。

(二)营养、支持治疗

营养、支持治疗:输新鲜血、血浆、清蛋白等。

（三）抗感染治疗

抗感染治疗及早使用有效抗生素是治愈的关键。

1.轻症或院外感染者

(1)首选氨基糖苷类抗生素:阿米卡星每天 0.6～0.8 g,分次肌内注射或静脉注射,以减少肾毒性;或丁胺卡那每天 0.4～0.8 g,分 2～3 次肌内注射。

(2)半合成广谱青霉素:哌拉西林每天 4～6 g,分 2～4 次静脉滴注;或替卡西林每天 4～6 g,分 2～4 次静脉滴注;或头孢唑啉每天 4～6 g,分 2～4 次静脉滴注;或头孢拉定每天 4～6 g,分 2～4 次静脉滴注。头孢菌素过敏者可用哌拉西林每天 6～8 g,分次肌内注射或静脉滴注。

2.重症或院内感染者

(1)头孢菌素二代:头孢呋辛每天 4～6 g 分次静脉滴注。

(2)头孢菌素三代＋氨基糖苷类抗生素:如头孢曲松或头孢他啶每天 2～4 g,分次静脉注射＋阿米卡星每天 0.6～0.8 g,分次肌内注射或静脉注射。

(3)哌拉西林＋氨基糖苷类抗生素。

(4)氨曲南,亚胺培南。

3.耐药难治患者

(1)头孢菌素二代:头孢曲松或头孢他啶每天 2～4 g 分次静脉注射＋氨基糖苷类抗生素阿米卡星每天 0.6～0.8 g,分次肌内注射或静脉注射,或妥布霉素肌内注射或静脉注射。

(2)加用氟喹诺酮:如环丙沙星每天 0.8 g,分 2～4 次静脉滴注;氧氟沙星、左氧氟沙星也可选用。

(3)必要时,可与氨曲南,亚胺培南联合应用。

4.产 ESBLs 菌株感染者

产 ESBLs 菌株感染者首选药物为碳青霉烯类(亚胺培南和美洛培南)和氟喹诺酮类。其他抗生素也可选用,如头孢霉素类(头孢美唑、头孢西汀等)、β-内酰胺类药物与 β-内酰胺酶抑制剂的复合制剂(如头孢派酮＋舒巴坦、氧派嗪青霉素＋他唑巴坦等)。

第八节 肺 脓 肿

肺脓肿是指各种微生物感染引起的肺组织坏死性病变，形成脓腔。病原体包括化脓性细菌、分枝杆菌、真菌或寄生虫。本病常为混合感染，厌氧性细菌占重要地位。按发病时间分急性肺脓肿（小于 6 周）或慢性肺脓肿。按感染途径分原发性（吸入性）肺脓肿或继发性肺脓肿。

一、临床表现

（一）症状

1.急性肺脓肿

急性肺脓肿患者常有口、鼻、咽部的化脓性感染或口咽部手术史。受寒、过劳、昏迷、麻醉、酒醉等常为诱因。症状取决于肺脓肿是何种病原体感染造成。

（1）单纯厌氧菌：起病可隐袭，病史可几周或几月，低热、咳嗽、咳恶臭脓痰、食欲缺乏、体重下降的症状，常无胸痛，可咯血。

（2）其他细菌：发病常急骤，表现为高热、畏寒、寒战，咳大量脓性黏液痰（每天可达 300～500 mL），可胸痛、气促。脓痰静置后分 3 层，上层为泡沫，中层为黏液，底部为大量脓块。

（3）真菌、奴卡菌属和分枝杆菌：病情进展较慢，常无胸痛。

2.血源性肺脓肿

血源性肺脓肿者常有皮肤创伤、感染、疖、产后感染或亚急性细菌性心内膜炎等病史。早期多表现为畏寒、高热等全身脓毒血症症状，数天后才出现呼吸道症状，如咳嗽、咳痰等。但咳嗽较轻，痰量较少，脓臭痰少，极少咯血。

3.慢性肺脓肿

慢性肺脓肿者表现为不规则发热、咳嗽、咳脓痰、食欲缺乏、体重下降、贫血的症状，可反复咯血。

4.继发性肺脓肿

继发性肺脓肿者表现为咳脓臭痰少、咯血少。血源性肺脓肿先为肺外感染症状，高热 1 周后出现呼吸道症状。其他继发性肺脓肿起病缓慢。

（二）体征

本病一般存在齿龈疾病的症状，可能存在伴随存在的肺实变的体征（如肺呼吸音减低、叩诊呈浊音、管状呼吸音、吸气相湿啰音），可存在胸膜摩擦音、胸腔积液、脓胸和脓气胸体征，包括叩诊呈浊音、对侧纵隔移位、患侧呼吸音减低或消失，可有杵状指（趾）。

二、辅助检查

（一）血常规

白细胞计数增高、核左移。

（二）影像学检查

胸部平片或CT可发现脓肿或脓腔伴液平。前者为不规则的成形空洞里伴气液平面，吸入引起的肺脓肿常发生在上叶后段或下叶背段。后者常为圆形低密度区，伴有厚壁，边界模糊，不规则。

（三）病原学检查

病原学检查对痰标本应常规进行革兰氏染色、培养（需氧、厌氧）和药物敏感试验。如怀疑结核，应做抗酸染色和结核分枝杆菌培养。如怀疑寄生虫，应行痰液中找虫卵及寄生虫。

必要时，可经纤维支气管镜保护性毛刷或经皮吸引术取得样本进行微生物检查。

三、诊断与鉴别诊断

（一）诊断

详细询问患者病史，再结合临床表现与辅助检查结果，即可确诊。

（二）鉴别诊断

（1）细菌性肺炎：可有口唇疱疹，咳铁锈色痰，肺部听诊有湿性啰音，影像学检查显示肺部大片密度增高的阴影。如经治疗后出现高热不退，咳大量脓痰，应考虑肺脓肿。

（2）支气管肺癌：多见于40岁以上患者，无明显中毒症状，影像学发现空洞壁内面凹凸不平、呈结节样、空洞偏心。

（3）局限性脓胸、有液平的肺大疱发生感染、支气管源性囊肿或隔离液发生感染、肺内血肿、尘肺、食管裂孔疝：可经胸部X线检查，必要时与胸部CT区别。

（4）空洞型肺结核。

四、治疗

(一)抗生素治疗

应根据病原体予以相应治疗。细菌性肺脓肿的标准治疗方案是克林霉素600 mg静脉滴注,8小时1次,也可根据情况选用静脉青霉素G(240万～1 000万单位/天)、第2代或第3代头孢菌素。或其他敏感抗生素,如1种β-内酰胺/β-内酰胺酶抑制剂,并应加上甲硝唑或林可霉素(如疑有厌氧菌感染时)。目前推荐抗生素应用到胸部X线检查显示肺脓肿吸收或仅存在小的稳定病灶,建议抗生素疗程为4～6周。

(二)体位引流

体位引流有利于排痰,促进愈合,使脓肿处于最高位置。每天2～3次,每次10～15分钟。但对痰液量极多而体格极衰弱的患者宜谨慎施行,以免大量脓痰液咳出,发生窒息。

(三)外科治疗

急性肺脓肿药物治疗效果不佳者可经皮穿刺引流,一般不手术。开胸手术的适应证:急性肺脓肿内科治疗3个月以上、脓肿较大超过6 cm、严重咯血、脓胸、支气管梗阻、临床考虑肺癌或突然破裂造成脓气胸。

第三章 气流阻塞性疾病

第一节 慢性支气管炎

慢性支气管炎是指气管、支气管黏膜及其周围组织的慢性非特异性炎症。临床上以咳嗽、咳痰或伴有喘息为主要症状，呈反复发作的慢性过程。随病情进展，常并发阻塞性肺气肿，进而发生肺动脉高压、肺源性心脏病。它是一种严重危害人民健康的常见病。

一、病因和发病机制

慢性支气管炎的病因较复杂，迄今尚未明确。

（一）吸烟

吸烟与慢性支气管炎的发生密切相关。吸烟开始的年龄越早、吸烟时间越长、每天吸烟量越多，患病率越高。减少吸烟或戒烟后，可使症状减轻或消失，病情缓解。长期吸烟者易引起支气管黏膜鳞状上皮化生；吸烟能使支气管上皮纤毛变短、不规则，使纤毛运动受抑制；支气管杯状细胞增生，黏膜腺体增生、肥大，分泌增多；使支气管净化能力减弱；支气管黏膜充血、水肿、黏液积聚，肺泡中吞噬细胞功能减弱；吸烟还可使支气管痉挛。这些均可促使支气管产生非特异性炎症，并有利于病原微生物的侵袭。

（二）大气污染

大气中的刺激性烟雾、有害气体如二氧化硫、二氧化氮、氯气、臭氧等对支气管黏膜造成损伤，使纤毛清除功能下降，分泌增加，为细菌入侵创造条件。

（三）感染

感染是促使慢性支气管炎发展的重要因素，主要病因多为病毒和细菌。病毒有鼻病毒、流感病毒、副流感病毒、腺病毒和呼吸道合胞病毒等。常见的细菌有肺炎链球菌、流感嗜血杆菌、甲型链球菌和奈瑟球菌。感染虽与慢性支气管炎的发生、发展有密切关系,但尚无足够证据说明感染是慢性支气管炎的首发病因,一般认为感染是慢性支气管炎病变加剧发展的重要因素。

(四)气候寒冷

气候寒冷常为慢性支气管炎急性发作的重要诱因。慢性支气管炎患病率,北方高于南方,高原高于平原。慢性支气管炎发病及急性加重常见于冬季。寒冷空气刺激呼吸道,除可减弱呼吸道黏膜防御功能外,还可通过反射引起支气管平滑肌收缩、黏膜血液循环障碍和分泌物排出障碍,有利于继发感染。

(五)机体内在因素

多种机体内在因素可能参与慢性支气管炎的发病和病变进展,但具体机制还不够清楚。

1.过敏因素

伴有喘息症状的慢性支气管炎患者,常有过敏史,对多种抗原激发的皮肤试验阳性率高于对照组,在患者痰液中嗜酸性粒细胞数量与组胺含量都有增高。过敏反应可使支气管收缩或支气管痉挛、组织损害并出现炎症反应,继而发生慢性支气管炎。

2.自主神经功能失调

自主神经功能失调主要表现为副交感神经功能亢进,气道反应性比正常人高,对正常人不起作用的微弱刺激可引起支气管收缩痉挛、分泌物增多,产生咳嗽、咳痰、气喘等症状。

3.年龄因素

老年人由于呼吸道防御功能下降,喉头反射减弱,单核-吞噬细胞系统功能减弱,慢性支气管炎的发病率增加。

4.营养因素

营养因素如维生素 C、维生素 A 的缺乏,使支气管黏膜上皮修复受影响,溶菌活力受影响,易罹患慢性支气管炎。

5.遗传因素

遗传因素也可能是慢性支气管炎的易患因素,但具体影响及其机制尚待研究。

二、病理

早期表现为上皮细胞的纤毛发生粘连、倒伏、脱失，上皮细胞空泡变性、坏死、增生和鳞状上皮化生；杯状细胞数量增多和黏液腺肥大、增生，分泌旺盛，大量黏液潴留；黏膜和黏膜下层充血，浆细胞、淋巴细胞浸润及轻度纤维增生。急性发作时，可见大量中性粒细胞浸润及黏膜上皮细胞坏死、脱落。病情较重而病程较久者，炎症由支气管壁向其周围组织扩散，黏膜下层平滑肌束断裂和萎缩。病变发展至晚期，黏膜有萎缩性病变，支气管周围组织增生，支气管壁中的软骨片可发生不同程度萎缩变性，造成管腔僵硬或塌陷。病变蔓延至细支气管和肺泡壁，形成肺组织结构破坏或纤维组织增生。电镜观察可见Ⅰ型肺泡上皮细胞肿胀变厚，Ⅱ型肺泡上皮细胞增生；毛细血管基膜增厚，内皮细胞损伤，血栓形成和管腔纤维化、闭塞；肺泡壁纤维组织弥漫性增生。

三、病理生理

早期一般没有明显病理生理改变，少数患者可以检测出小气道（直径＜2 mm的气道）功能异常。随着病情加重，逐渐出现气道狭窄、阻力增加和气流受限的表现，其特点是可逆性较小。如采用常规肺功能仪能够检出气流受限，且不完全可逆，即可诊断为COPD。

四、临床表现

（一）症状

慢性支气管炎，多为潜隐，缓慢起病。开始时症状较轻，多未受到患者重视；也有少数患者于急性上呼吸道感染后，症状迁延不愈而起病。病程漫长、反复急性发作、逐渐加重。主要症状为慢性咳嗽、咳痰，部分患者可有喘息。

1.咳嗽

长期、反复、逐渐加重的咳嗽是慢性支气管炎的一个主要特点。开始时，仅在冬春气候变化剧烈时或接触有害气体（如吸烟）后发病，夏季或停止接触有害气体（如戒烟）后咳嗽减轻或消失。病情缓慢发展后，可表现为一年四季均咳嗽，而冬春季加重。一般晨间咳嗽较重，白天较轻，临睡前有阵咳或排痰，黏痰咳出后即感到胸部舒畅，咳嗽减轻。分泌物积聚、吸入刺激性气体（如厨房烟尘）均可诱发咳嗽。

2.咳痰

一般为白色黏液或浆液泡沫样痰，合并感染时，痰液转为黏液脓性或黄色脓痰，且咳嗽加重，痰液量随之明显增多，偶带血。常以清晨排痰较多，其原因为夜间睡眠后管腔内蓄积痰液，加以副交感神经相对兴奋，支气管分泌物增加，因此起床后或体位变动时可出现刺激性排痰。晚期患者支气管黏膜腺体萎缩，咳痰量减少，且黏稠不易咳出，给患者带来很大痛苦。

3.喘息或气短

部分患者有支气管痉挛，可引起喘息，常伴哮鸣音，可因吸入刺激性气体而诱发。早期常无气短；反复发作，并发 COPD 时，可伴有轻重程度不等的气短。

（二）体征

早期轻症慢性支气管炎可无任何异常体征。在急性发作期，可有散在干、湿啰音，特点为多在背部及肺底部，咳嗽后可减少或消失，啰音多少和部位不固定。伴喘息症状者可听到哮鸣音，并发肺气肿者可有肺气肿体征。出现气流受限而发生 COPD 者听诊呼吸音的呼气期延长，一般气道阻塞越严重，呼气期越长。

（三）临床分型、分期

1.分型

本病可分为单纯型和喘息型。单纯型患者表现为咳嗽、咳痰 2 项症状；喘息型慢性支气管炎除咳嗽、咳痰外，还有喘息症状，并经常或多次出现哮鸣音。学者认为喘息型慢性支气管炎实际上是慢性支气管炎与哮喘并存于同一患者。

2.分期

按病情进展分为 3 期。

(1)急性发作期：在 1 周内出现脓性或黏液脓性痰，痰液量明显增加，或伴有发热、白细胞计数增高等炎症表现，或 1 周内咳嗽、咳痰、喘息中任何一项症状明显加剧。急性发作期患者按其病情严重程度又分：①轻度急性发作，指患者有气短、痰量增多和脓性痰 3 项表现中的任意 1 项；②中度急性发作，指患者有气短、痰量增多和脓性痰 3 项表现中的任意 2 项；③重度急性发作，指患者有气短、痰量增多和脓性痰全部 3 项表现。

(2)慢性迁延期：不同程度的咳嗽、咳痰或喘息症状迁延不愈达 1 个月以上者。

(3)临床缓解期：经治疗后或自然缓解，症状基本消失或偶有轻微咳嗽和少量咳痰，保持 2 个月以上者。

五、辅助检查

(一)X 线检查

X 线检查早期无异常表现。随病情反复发作，支气管壁增厚，细支气管或肺泡间质炎性细胞浸润或纤维化，可见两肺纹理增粗、紊乱，呈网状或条索状、斑点状阴影，或出现双轨影和袖套征，以双下肺野较明显。

(二)呼吸功能检查

呼吸功能检查早期无异常。如有小气道阻塞时，最大呼气流速-容量曲线(MEFV 曲线)在末期容量时流量明显降低，闭合气量和闭合容量明显增高。发展成 COPD 时，就可出现典型的阻塞性通气功能障碍的肺功能表现，如第 1 秒用力呼气量占用力肺活量的比值减少，最大通气量减少，MEFV 曲线降低更明显。

(三)血液检查

慢性支气管炎急性发作期或并发肺部感染时，可见血白细胞计数及中性粒细胞数量增多。喘息型患者可见嗜酸性粒细胞数量增多。缓解期白细胞计数多无明显变化。

(四)痰液检查

痰涂片可见革兰氏染色阳性菌和革兰氏染色阴性菌，痰培养可见病原体生长，如肺炎链球菌、流感嗜血杆菌、甲型链球菌和奈瑟球菌等。近年来革兰氏阴性菌感染有明显增多趋势，特别是多见于院内感染的老年患者。痰涂片中可见大量中性粒细胞，喘息型者可见较多嗜酸性粒细胞。

六、诊断和鉴别诊断

(一)诊断

多数患者主要依据临床症状做出诊断。根据咳嗽、咳痰或伴喘息，每年发病持续 3 个月，并连续两年或以上，排除其他心、肺疾患(例如肺结核、尘肺、支气管哮喘、支气管扩张症、肺癌、肺脓肿、心功能不全等)之后，即可做出慢性支气管炎诊断。如每年发病持续时间虽不足 3 个月，但有明确的客观检查依据(如 X 线检查)支持，亦可诊断。

(二)鉴别诊断

慢性支气管炎的诊断属排他性诊断，做出诊断前必须首先排除其他可以引起慢性咳嗽、咳痰或喘息的心、肺疾患。

1.支气管哮喘

单纯型慢性支气管炎与支气管哮喘的鉴别比较容易,支气管哮喘在没有发展到具有不可逆性气道狭窄之前,其临床特点比较鲜明(常于幼年和青年突然起病,一般无慢性咳嗽、咳痰史,喘息呈发作性,发作时两肺布满哮鸣音,缓解后可毫无症状,常有个人或家族过敏性疾病史等),不难与慢性支气管炎区别。但喘息型慢性支气管炎与已经具有一定程度不可逆性气道阻塞的支气管哮喘的鉴别有时十分困难。有学者认为喘息型慢性支气管炎就是慢性支气管炎与哮喘并存于同一患者,因而不需要对两者再进行鉴别,而且此时两者在治疗上有很多相同之处。对咳嗽变异型支气管哮喘须注意与慢性支气管炎鉴别,前者多为阵发性干咳、无痰、夜间症状较重,胸部 X 线片无异常改变,支气管激发试验阳性。

2.支气管扩张症

支气管扩张症与慢性支气管炎相似,也有慢性反复咳嗽、咳痰,但痰量常较慢性支气管炎多,痰液性质多为脓性,合并感染时可有发热、大量脓痰,常反复咯血。肺部听诊以湿性啰音为主,部位与病灶位置吻合,较固定。病程长的患者可见消瘦、杵状指(趾)。X 线检查常见病变部位纹理粗乱,严重者呈卷发状或蜂窝状,受累肺叶常见容积缩小,易合并肺炎。胸部 CT 检查(尤其是高分辨率 CT)多可以明确诊断。

3.肺结核

肺结核患者多有发热、乏力、盗汗及消瘦、咯血等症状,X 线检查发现肺部病灶,其形态明显不同于慢性支气管炎的胸部 X 线片表现。痰抗酸杆菌阳性或结核杆菌培养阳性者可确诊,阴性者需结合各种临床资料以及患者对治疗的反应等进行综合判断。

4.间质性肺疾病(ILD)

ILD 病因很多,详尽询问病史可作为寻找病因提供重要线索,例如准确、详实的粉尘作业史对于尘肺病的诊断非常关键;临床表现多样,早期可只有咳嗽、咳痰,偶感气短。体检时仔细听诊,在肺下后侧可闻爆裂音(Velcro 啰音),可逐渐发生杵状指;典型肺功能改变呈限制性通气功能障碍,动脉血氧分压降低;胸部 X 线片和胸部 CT 见间质性结节影和(或)间质性网格影等,且肺内总的含气量不增加,甚至明显减少。均有助于鉴别。

5.肺癌

肺癌起病隐袭,早期没有特异性临床表现,如医师认识不足很容易误诊为慢性支气管炎。对慢性咳嗽、咳痰者,都应注意排除肺癌。肺癌患者可有多年吸烟史，咳嗽可为刺激性，可有痰中带血。对于以往已经明确诊断为慢性支气管炎的患者，并不能据此即除外罹患肺癌的可能性，仍应定期行胸部X线检查，以免漏诊。对慢性支气管炎患者，慢性咳嗽性质发生改变，或胸部X线检查发现有块状阴影或结节状阴影，或肺炎经抗生素治疗未能完全消散，尤其应提高警惕。胸部CT、纤维支气管镜、痰脱落细胞学等检查，有助于明确诊断。

七、治疗

治疗目的在于减轻或消除症状，防止肺功能损伤，促进康复。在急性发作期和慢性迁延期应以控制感染和祛痰、止咳为主；伴发喘息时，应给予解痉平喘治疗。在缓解期以加强锻炼、增强体质、提高机体抵抗力、预防复发为主。

（一）急性发作期的治疗

1.控制感染

开始时，一般根据临床经验和本地区病原体的耐药性流行病学监测结果选用抗生素，同时积极进行痰病原体培养和药物敏感试验；对病原体诊断明确者应依据抗菌谱选用抗生素。轻者可口服，较重者可用静脉滴注抗生素，常用的有青霉素类、大环内酯类、氟喹诺酮类和头孢菌素类等抗生素。

2.止咳祛痰

保持体液平衡可以使痰液变稀薄，有利于黏痰的排除，是最有效的祛痰措施。化痰和祛痰药物种类繁多，但疗效并不明确。对急性发作期患者在抗感染治疗的同时，可酌情选用化痰和祛痰药物，常用溴已新、乙酰半胱氨酸、盐酸氨溴索等。对老年体弱无力咳痰或痰量较多者，应以祛痰为主，不宜选用强镇咳剂如可待因等，以免抑制呼吸中枢及加重呼吸道阻塞，导致病情恶化。

3.解痉平喘

对于喘息型慢性支气管炎患者，常选用支气管舒张剂。

4.雾化治疗

可选用抗生素、祛痰药、解痉平喘药等进行雾化吸入治疗，以加强局部消炎及稀释痰液作用，对部分患者可能有一定疗效。

（二）缓解期治疗

缓解期治疗应注意避免各种致病因素，吸烟者需戒烟。加强锻炼，增强体质，提高机体抵抗力。依据中医辨证施治原则，酌情使用扶正固本方药，可能有一定效果。

八、预后

慢性支气管炎如无并发症，消除诱发因素（如吸烟、寒冷、粉尘等），并积极进行治疗、防止复发，则预后良好。如病因持续存在，尤其是不能戒烟者，症状可迁延不愈或反复发作，使病情不断发展，易并发阻塞性肺气肿、COPD，甚至肺源性心脏病，最终因发生严重呼吸衰竭，而危及生命。

第二节　阻塞性肺气肿

阻塞性肺气肿，是由于吸烟、感染、大气污染等有害因素刺激，引起终末细支气管远端（呼吸性细支气管、肺泡管、肺泡囊和肺泡）的组织弹性减退，过度膨胀、充气，肺容量增大，并伴有肺泡壁和细支气管的破坏，而无明显纤维化病变。阻塞性肺气肿常与慢性支气管炎并存，一般病程较长，发展缓慢。当发生可逆性不大的气道阻塞和气流受限时，即诊断为 COPD；可并发慢性肺源性心脏病。除阻塞性肺气肿外，临床还可见其他原因引起的肺气肿，本节不予重点叙述。

一、病因

阻塞性肺气肿的病因不清，一般认为是多种因素协同作用形成的。引起慢性支气管炎的各种环境因素，如吸烟、呼吸道感染、大气污染、职业性粉尘和有害气体的长期吸入等，均可参与阻塞性肺气肿的发病，其中吸烟是已知的最重要的环境因素。多种机体内因也可参与其发病。

二、发病机制

阻塞性肺气肿的发病机制至今尚未完全阐明。蛋白酶与抗蛋白酶失平衡学说受到重视。该学说认为人体内存在着蛋白酶（如弹性蛋白酶和基质金属蛋白酶）和蛋白酶抑制因子［主要为 α1-抗胰蛋白酶（α_1-AT），其他如 α_2-巨球蛋白、抗白细胞蛋白酶、基质金属蛋白酶抑制物等］。蛋白酶能够分解肺组织，如弹性蛋白酶可以分解肺组织弹力纤维，造成肺气肿病变。但在正常情况下，蛋白酶抑制因子可以抑制蛋白酶的活力，避免肺气肿发生。如果蛋白酶增多或蛋白酶抑制因子减少，发生不平衡状态，即可引起肺气肿。感染、吸烟、大气污染、职业性粉尘和有害气体吸入等因素，都可以通过促使中性粒细胞等炎性细胞在肺组织内聚集，释放弹性蛋白酶，增加肺组织的蛋白酶负荷。在造成肺部感染的病原体中，有些也可以释放外源性蛋白酶；有的致病因素同时还可以降低蛋白酶抑制因子的作用。肺气肿的发生还与遗传因素有关。α_1-AT 缺乏性肺气肿是由于先天性遗传缺乏 α_1-AT 所致，其中 ZZ 纯合子发病年龄较轻，进展较快，多见于双肺下叶基底部，常并发肺大疱，常为全小叶性肺气肿，患者血中 α_1-AT 的浓度可接近零。国内尚未发现 ZZ 纯合子患者。

慢性支气管炎病程较长者常并发阻塞性肺气肿，其促进阻塞性肺气肿形成的具体机制：①由于支气管的慢性炎症，使管腔狭窄，形成不完全阻塞，吸气时，气体容易进入肺泡，呼气时，由于胸膜腔内压增加使气管闭塞，残留在肺泡内的气体过多，使肺泡充气过度。②慢性炎症破坏小支气管壁软骨，支气管失去正常的支架结构，吸气时支气管舒张，气体还能进入肺泡，但呼气时支气管过度缩小、陷闭，阻碍气体排出，肺泡内积聚多量的气体，使肺泡明显膨胀和压力升高。③支气管慢性炎症使白细胞和巨噬细胞释放的蛋白分解酶增加，损害肺组织和肺泡壁，致多个肺泡融合成肺大疱或气肿。④肺泡壁的毛细血管受压，血液供应减少，肺组织营养障碍，也引起肺泡壁弹力减退，参与阻塞性肺气肿发生。⑤肺泡壁破坏和弹性减低又可使细小支气管失去对管壁的外向牵拉力，在呼气时管腔更加容易提前关闭，加重气体闭陷。

三、病理

大体检查可见气肿肺体积显著膨大，边缘钝圆，表面可见多个大小不等的大泡，剖胸后肺脏回缩较差。镜下可见终末细支气管以远肺组织（包括呼吸性细支气管、肺泡管、肺泡囊、肺泡等）扩张，肺泡壁变薄，肺泡间隔变窄或断裂，肺泡孔扩大，扩张破裂的肺泡相互融合形成较大的囊腔，肺部毛细血管明显减少。细小支气管壁病变与慢性支气管炎者相同。

阻塞性肺气肿按其累及二级肺小叶的部位可分为 3 型。

（一）小叶中央型

此型是由于终末细支气管炎症导致管腔狭窄。其远端的呼吸性细支气管呈囊状扩张，其特点是囊状扩张的呼吸性细支气管位于二级肺小叶的中央区。

（二）全小叶型

此型是呼吸性细支气管所属终末肺组织，即肺泡管、肺泡囊及肺泡的扩张。其特点是气肿囊腔较小，遍布于二级肺小叶内，均匀影响全部肺泡，在肺下部明显。在 ZZ 纯合子抗胰蛋白酶缺乏症见到的，即是典型的全小叶型肺气肿。

(三)混合型

有时小叶中央型与全小叶型肺气肿同时存在于一个肺内,即称混合型肺气肿。

四、病理生理

阻塞性肺气肿患者肺组织弹性回缩力明显降低,肺泡持续扩大,回缩障碍,功能残气量、残气量和肺总量都增加,残气量占肺总量的百分比增加。肺组织弹性回缩力降低是导致最大呼气流速下降的一个重要原因,与慢性支气管炎气道病变一起引起气道阻塞和气流受限,形成COPD。

五、临床表现

(一)症状

阻塞性肺气肿早期可无明显症状。典型症状是劳力性呼吸困难,多在原有咳嗽、咳痰等慢性支气管炎症状的基础上出现逐渐加重的呼吸困难,此时患者多已发生COPD。

(二)体征

阻塞性肺气肿早期体征不明显。随着病情的发展,视诊可见胸廓前后径增大,剑突下胸骨下角增宽(桶状胸),呼吸运动减弱,部分患者呼吸变浅、频率增快,严重者可有缩唇呼吸等表现;触觉语颤减弱或消失;叩诊呈过清音,心浊音界缩小或不易叩出,肺下界和肝浊音界下移,肺下界活动度减小;听诊呼吸音普遍减弱,呼气延长,心音遥远。出现上述典型体征者一般已经并发COPD。

六、辅助检查

(一)X线检查

后前位胸部X线片见胸廓扩张,肋间隙增宽,后肋呈水平状。横膈降低,膈面变平。纵隔变窄,心脏常呈垂直位,心影狭长。两肺野的透亮度增高。有时可见局限性透亮度增高,为局限性肺气肿或肺大疱的表现。肺血管纹理外带纤细、稀疏、变直,而内带的血管纹理可增粗和紊乱。胸部CT检查(特别是高分辨率CT)对明确肺气肿病变比普通胸部X线片更具有敏感性与特异性,它可以估计肺气肿的严重程度,了解小叶中央型和全小叶型等病变,确定肺大疱的大小和数量,了解肺气肿病变分布的均匀程度。

(二)心电图检查

心电图检查可见肢体导联普遍低电压。

(三)肺功能检查

肺功能检查对肺气肿具有确诊意义,其特征性改变是功能残气量、残气量和肺总量都增高,残气量与肺总量的比值增大(>40%)。病变发展形成COPD时,最大用力呼气流速等,反映气道阻塞和气流受限的指标均下降。

(四)动脉血气分析

动脉血气分析早期可无变化。随着病情发展至COPD后,可见动脉血氧分压(PaO_2)降低,进一步发展出现动脉血二氧化碳分压($PaCO_2$)升高,并可出现呼吸性酸中毒,pH降低。

七、并发症

(一)自发性气胸

自发性气胸是阻塞性肺气肿的常见并发症。其典型临床表现为突然加剧的呼吸困难,可伴有明显的胸痛、发绀,叩诊患侧胸部呈鼓音,听诊呼吸音减弱或消失。阻塞性肺气肿并发局限性气胸时体征不典型,不易与肺气肿本身的体征相鉴别,极容易误诊,应特别注意。通过胸部X线检查可做出明确诊断。

(二)呼吸衰竭

阻塞性肺气肿进展形成COPD后,在肺功能严重损害的基础上,可以由于呼吸道感染、痰液引流不畅和其他多种诱因,使病情急性加重,导致呼吸衰竭。

八、诊断与鉴别诊断

(一)诊断

阻塞性肺气肿的诊断要根据病史、临床症状、体征、实验室检查等综合分析,要重视体格检查在肺气肿诊断中的价值。肺功能检查和胸部X线检查(特别是胸部CT检查)对肺气肿诊断有重要意义。

(二)鉴别诊断

1.其他类型的肺气肿

(1)老年性肺气肿:由于肺组织生理性退行性改变所引起的,不属病理性。

(2)间质性肺气肿:由于肺泡壁和呼吸细支气管破裂,气体进入肺间质,严格地讲不属肺气肿范畴,可产生皮下气肿。

(3)代偿性肺气肿:由于肺不张、胸廓畸形或肺叶切除术后等原因引起部分肺组织失去呼吸功能,致使健康肺组织代偿性膨胀而发生肺气肿。

(4)瘢痕性肺气肿(灶性肺气肿):由于肺组织病变纤维化收缩,对其周围组织产生牵拉作用,在病灶旁发生瘢痕性肺气肿。依据病史、体征、X线影像学资料多可做出鉴别。

2.心脏疾病

多种心脏疾病(如冠心病、高血压性心脏病)在发生左心功能不良时都可以引起劳力性呼吸困难,应注意与阻塞性肺气肿相鉴别。详细询问病史,仔细进行体格检查,结合各种特检资料,多可做出鉴别。由于阻塞性肺气肿和冠心病、高血压性心脏病都多见于老年人,两者可以伴发于同一患者,临床应予以注意。

九、治疗

目前,对于已经形成的肺气肿病变尚无治疗方法可以使其逆转,各种治疗的目的在于延缓肺气肿病变的发展,改善呼吸功能,提高患者工作、生活能力。对于阻塞性肺气肿早期无明显症状者,治疗重点在于避免致病因素(如戒烟、改善厨房通风),并注意适当锻炼,增强体质。对于有慢性支气管炎症状者按慢性支气管炎治疗。对于已经出现不完全可逆性气道阻塞而诊断COPD者按COPD治疗。

十、预后

预后与病情的程度及合理治疗有关。个体间生存年限的差异相当大。

第三节　慢性阻塞性肺疾病

慢性阻塞性肺疾病(chronic obstructive pulmonary diseases,COPD)是一种以气流受限为特征的疾病,气流受限不完全可逆、呈进行性发展。本病确切的病因尚不清楚,但认为与肺部对有害气体或有害颗粒的异常炎症反应有关。肺功能检查对确定气流受限有重要意义。在吸入支气管舒张剂后,第1秒用力呼气容积(FEV_1)以及第1秒用力呼气容积占用力肺活量之比(FEV_1/FVC)降低是临床确定患者存在气流受限且不能完全逆转的主要依据。慢性咳嗽、咳痰常先于气流受限许多年存在,但不是所有有咳嗽、咳痰症状的患者均会发展为COPD。相反,少数COPD患者仅有不可逆性气流受限改变,但没有慢性咳嗽、咳痰症状。慢性支气管炎和阻塞性肺气肿是导致COPD的最常见的疾病。

一、病因

COPD 的确切病因尚不明确，所有与慢性支气管炎和阻塞性肺气肿发生有关的因素都可能参与 COPD 的发病。已经发现的危险因素大致可以分为外因(即环境因素)与内因(即个体易患因素)2 类。

(一)外因

1.吸烟

吸烟是 COPD 最重要的危险因素。国外较多流行病学研究结果表明，吸烟人群与不吸烟人群相比，吸烟人群肺功能异常的发生率明显升高，出现呼吸道症状的人数明显增多，肺功能检查中反应气道是否有阻塞的核心指标第 1 秒用力呼气容积(FEV_1)的年下降幅度明显增快。而且经过长期观察，目前已经明确吸烟量与 FEV_1 的下降速率之间存在剂量-效应关系，即吸烟量越大，FEV_1 下降越快。对于已经患有 COPD 者，吸烟的患者其病死率明显高于不吸烟的患者。在吸烟斗或吸雪茄的人群中 COPD 的发病率虽然比吸香烟的人群要低一些，但仍然显著高于不吸烟人群。

国内研究结果与国外相似，一项十万人群的研究结果表明，COPD 患者中，发病与吸烟有关者占 71.6%，虽然略低于国外 80%左右的数据，但吸烟仍然是 COPD 发病最重要的危险因素。被动吸烟也可能导致呼吸道症状以及 COPD 的发生；孕妇吸烟可能会影响胎儿肺的生长。实验室研究结果表明，吸烟可以从多个环节上促进 COPD 的发病，如能使支气管上皮纤毛变短，排列不规则，使纤毛运动发生障碍，降低气道局部的抵抗力；可以削弱肺泡吞噬细胞的吞噬功能；还可以引起支气管痉挛，增加气道阻力。虽然吸烟是引起 COPD 的最重要的环境因素，但并不是所有吸烟者都会发生 COPD。事实上，吸烟人群中只有少数(10%～20%)个体最终发生 COPD，提示个体易患性在 COPD 的发病中具有十分重要的作用。

2.吸入职业粉尘和化学物质

纵向研究资料证明，煤矿工人、开凿硬岩石的工人、隧道施工的工人和水泥生产的工人的 FEV_1 年下降率因其职业粉尘接触而增大。粉尘接触严重的工人，其对肺功能的影响超过吸烟者。吸入烟尘、刺激性气体、某些颗粒性物质、棉尘和其他有机粉尘等也可以促进 COPD 的发病。动物试验也已经证明，矿物质粉尘、二氧化硫、煤尘等都可以在动物模型上引起与人类 COPD 相类似的病变。

3.空气污染

长期生活在室外空气受到污染的区域可能是导致 COPD 发病的一个重要

因素。对于已经患有COPD的患者，严重的城市空气污染可以加重病情。室内空气污染(如厨房内燃料的烟尘污染)在COPD发病中的作用颇受重视，国内已有流行病学研究资料表明，居室环境与COPD易患性之间存在联系。

4.呼吸道感染

对于已经罹患COPD者，呼吸道感染是导致疾病急性发作的一个重要因素，可以加剧病情进展。但是，感染是否可以直接导致COPD发病，目前尚不清楚。

5.社会经济地位

社会经济地位与COPD的发病之间具有负相关关系，即社会经济地位较低的人群发生COPD的概率较大。可能与室内和室外空气污染、居室拥挤、营养较差以及其他与社会经济地位较低相关联的因素有关。

(二)内因

尽管吸烟是已知的最重要的COPD发病危险因素，但在吸烟人群中只有少数人群(10%～20%)发生COPD，说明吸烟人群中COPD的易患性存在着明显的个体差异。导致这种差异的原因还不清楚，但已明确下列内因(即个体易患性)具有重要意义。

1.遗传因素

流行病学研究结果，提示COPD易患性与基因有关，但COPD肯定不是1种单基因疾病，其易患性涉及多个基因。目前唯一比较肯定的是不同程度的α_1-抗胰蛋白酶缺乏。其他，如谷胱甘肽S转移酶基因、基质金属蛋白酶组织抑制物-2基因、血红素氧合酶-1基因、肿瘤坏死因子-α基因、*IL*-13基因、*IL*-10基因等可能与COPD发病有关系。

2.气道高反应性

国内和国外的流行病学研究结果均表明，气道反应性增高者COPD的发病率也明显增高，二者关系密切。

3.肺发育、生长不良

在妊娠期、新生儿期、婴儿期或儿童期，由于各种原因导致肺发育或生长不良的个体在成人后容易罹患COPD。

二、发病机制

各种外界致病因素作用于易患个体导致气道、肺实质和肺血管的慢性炎症，这是COPD发病的关键机制。中性粒细胞、肺泡巨噬细胞、淋巴细胞(尤其是

$CD8^+$T 细胞）等多种炎症细胞通过释放多种生物活性物质而参与该慢性炎症的发生，如 *IL*-1、*IL*-4、*IL*-8，肿瘤坏死因子-α、干扰素-γ 等细胞因子，白三烯类，细胞间黏附分子，基质金属蛋白酶，巨噬细胞炎性蛋白等都通过不同环节促进气道慢性炎症的发生和发展。

肺部的蛋白酶和抗蛋白酶失衡及氧化与抗氧化失衡也在 COPD 发病中起重要作用。COPD 的气道阻塞和气流受限的产生机制，主要与下列 2 个因素有关：①小气道慢性炎症时细胞浸润、黏膜充血和水肿等使管壁增厚，加上分泌物增多等因素，都可以使管腔狭窄，气道阻力增加。②肺气肿时，肺组织弹性回缩力减低，使呼气时将肺内气体驱赶到肺外的动力减弱，呼气流速减慢。同时，肺组织弹性回缩力减低后失去对小气道的正常牵拉作用，小气道在呼气期容易发生闭合，进一步导致气道阻力上升。

三、病理

气道阻塞和气流受限是 COPD 最重要的病理生理改变，从而引起阻塞性通气功能障碍。患者还有肺总量、残气量和功能残气量增多等肺气肿的病理生理改变。大量肺泡壁的断裂导致肺泡毛细血管破坏，剩余的毛细血管受肺泡膨胀的挤压而退化，致使肺毛细血管大量减少；此时肺区虽有通气，但肺泡壁无血液灌流，导致生理无效腔气量增大。也有部分肺区虽有血液灌流，但肺泡通气不良，不能参与气体交换，导致血液分流。这些改变产生通气与血流的比例失调，肺内气体交换效率明显下降。加之肺泡及毛细血管大量丧失，弥散面积减少，进一步使换气功能发生障碍。通气和换气功能障碍可引起缺氧和二氧化碳潴留，发生不同程度的低氧血症和高碳酸血症，最终出现呼吸衰竭，继发慢性肺源性心脏病。

四、临床表现

（一）症状

本病起病缓慢、病程较长。患者一般均有慢性咳嗽、咳痰等慢性支气管炎的症状，但也有少数患者虽有明显气流受限，却无咳嗽症状。COPD 的标志性症状是气短或呼吸困难，最初仅在劳动、上楼或爬坡时有气促，休息后气促可以缓解。随着病变的发展，在平地活动时也可出现气促。晚期患者进行穿衣、洗漱、进食等日常生活活动即可发生气促，甚至在静息时也感气促。急性加重期支气管分泌物增多，进一步加重通气功能障碍，使胸闷、气促加剧。严重时可出现呼吸衰竭的症状，如发绀、头痛、嗜睡、神志恍惚等。部分患者特别是重度患者或急性加重期患者可出现喘息症状。晚期患者常见体重下降、食欲缺乏、营养不良等表现。

(二)体征

COPD早期可无异常体征，随疾病进展出现阻塞性肺气肿的体征。听诊呼气延长常提示有明显的气道阻塞和气流受限，与肺功能检测结果之间有一定相关性。并发感染时肺部可有湿啰音，合并哮喘者可闻及哮鸣音。如剑突下出现心脏搏动，其心音较心尖部明显增强，提示并发早期肺源性心脏病。

五、辅助检查

(一)肺功能检查

肺功能检查是判断气流受限的主要客观指标，对COPD诊断、严重程度评价、疾病进展状况、预后及治疗反应判断等都有重要意义。气流受限是以第1秒用力呼气容积占预计值百分比(FEV_1%预计值)和第1秒用力呼气容积占用力肺活量百分比(FEV_1/FVC)的降低来确定的。FEV_1/FVC是COPD的一项敏感指标，可检测出轻度气流受限。FEV_1%预计值是中、重度气流受限的良好指标，它变异性小，易于操作，应作为COPD肺功能检查的基本项目。吸入支气管舒张剂后FEV_1 $<80\%$预计值，且$FEV_1/FVC<70\%$者，可确定为不能完全可逆的气流受限。

肺总量、功能残气量和残气量增高，肺活量减低，残气量/肺总量增高，均为阻塞性肺气肿的特征性变化。

(二)胸部X线检查

COPD早期胸部X线片可无异常变化。以后可出现慢性支气管炎和肺气肿的影像学改变。虽然胸部X线片改变对COPD诊断特异性不高，但作为确定肺部并发症及与其他肺疾病进行鉴别的一项重要检查，应该常规使用。CT检查对有疑问患者的鉴别诊断有较高价值。

(三)血气分析

血气分析对确定发生低氧血症、高碳酸血症、酸碱平衡失调以及判断呼吸衰竭的类型有重要价值

(四)其他

COPD合并细菌感染时，血白细胞计数增高，核左移。痰培养可能检测出病原体，常见病原体为肺炎链球菌、流感嗜血杆菌、卡他莫拉菌和肺炎克雷伯菌等。

六、并发症

(一)慢性呼吸衰竭

本病常在COPD急性加重时发生，其症状明显加重，发生低氧血症和(或)

高碳酸血症，可有缺氧和二氧化碳潴留的临床表现。

（二）自发性气胸

患者如有突然加重的呼吸困难，并伴有明显的发绀，患侧肺部叩诊为鼓音，听诊呼吸音减弱或消失，应考虑并发自发性气胸，通过 X 线检查可以确诊。

（三）慢性肺源性心脏病

COPD 肺病变引起肺血管床减少及缺氧导致肺动脉痉挛、血管重塑，导致肺动脉高压、右心室肥厚扩大，最终发生右心功能不全。

七、诊断

根据吸烟等高危因素史、临床症状、体征等资料显示，临床可以怀疑 COPD。明确诊断依赖于肺功能检查证实有不完全可逆的气道阻塞和气流受限，这是 COPD 诊断的必备条件。同时，要排除其他已知病因或具有特征病理表现的气流受限疾病。尽管有多个肺功能指标可以反映气道阻力和呼气流速的变化，但以 FEV_1%预计值和 FEV_1/FVC 这 2 个指标在临床最为实用。吸入支气管舒张药后 $FEV_1/FVC<70\%$，同时 $FEV_1<80\%$预计值，可确定为不完全可逆性气流受限，明确诊断为 COPD；对于 $FEV_1/FVC<70\%$，而 $FEV_1\geqslant 80\%$预计值者，可诊断为轻度 COPD。

有少数患者并无咳嗽、咳痰的症状，仅在肺功能检查时发现 $FEV_1/FVC<70\%$，而 FEV_1%预计值低于正常值下限，在除外其他疾病后，也可诊断为 COPD。

（一）分级

对于确诊为 COPD 的患者，可以根据其 FEV_1%预计值下降的幅度对 COPD 的严重程度进行分级（表 3-1）。

表 3-1 COPD 的严重程度分级

分级	分级标准
Ⅰ级，轻度	$FEV_1/FVC<70\%$，$FEV_1\geqslant 80\%$预计值
Ⅱ级，中度	$FEV_1/FVC<70\%$，$50\%\leqslant FEV_1<80\%$预计值
Ⅲ级，重度	$FEV_1/FVC<70\%$，$30\%\leqslant FEV_1<50\%$预计值
Ⅳ级，极重度	$FEV_1/FVC<70\%$，$FEV_1<30\%$预计值或 $FEV_1<50\%$预计值伴慢性呼吸衰竭

（二）分期

依据患者症状和体征的变化对 COPD 病程进行分期。

1.急性加重期

急性加重期在疾病过程中,短期内咳嗽、咳痰、气短和(或)喘息加重、痰量增多,呈脓性或黏液脓性,可伴发热等症状。

2.稳定期

患者咳嗽、咳痰、气短等症状稳定或症状轻微。

八、鉴别诊断

本病需与慢性支气管炎和肺气肿进行鉴别。特别要注意排除其他一些已知病因或具有特征病理表现的气流受限疾病,如肺囊性纤维化、弥漫性泛细支气管炎及闭塞性细支气管炎等。

九、治疗

(一)稳定期治疗

1.戒烟

对于吸烟患者,首先应劝导患者戒烟,这是减慢肺功能损害最有效的措施,但也是最难落实的措施。正常成年人的 FEV_1 随年龄增加而逐年下降,吸烟人群中的 COPD 易患者其下降速率明显增快;戒烟后,FEV_1 的下降速率可以恢复至与正常人相似的水平,从而延缓气短症状出现的时间,减轻呼吸困难。医务人员自己首先要不吸烟,然后对吸烟患者采用多种宣教措施,有条件者可以考虑使用辅助药物。因职业或环境粉尘、刺激性气体所致者,应脱离粉尘环境。

2.支气管舒张药

COPD 的气道阻塞和气流受限在很大程度上是不可逆性的。因此,支气管舒张药的疗效不如哮喘患者明显。然而,大多数 COPD 患者的气道阻塞和气流受限还不是完全不可逆性的,尽管支气管舒张药的疗效不显著,但气道阻塞很小程度的减轻有时就可以使患者的气短症状明显缓解,生活质量明显提高。因此,支气管舒张药是 COPD 稳定期患者最主要的治疗药物。部分患者使用支气管舒张药后,虽然 FEV_1%预计值和 FEV_1/FVC 等肺功能指标没有提高,但生活质量仍有显著改善。

(1)抗胆碱药:COPD 常用的制剂,主要药物为异丙托溴铵气雾剂,雾化吸入,持续 6~8 小时,每次 40~80 μg(每喷 20 μg),每天 3~4 次。该药起效较沙丁胺醇慢,作用温和,不良反应很小,尤其适合老年患者使用。

(2)β_2 肾上腺素受体激动剂:短效制剂如沙丁胺醇气雾剂,每次 100~200 μg(1~2 喷),雾化吸入,疗效持续 4~5 小时,每 24 小时不超过 12 喷。特布他林气雾剂也有同样作用。常见不良反应为手颤,偶见心悸、心动过速等。除了舒张支气管外,β_2肾上腺素受体激动剂还有增强膈肌功能、增强支气管纤毛排送功能等作用。现有将抗胆碱药与短效β_2肾上腺素受体激动剂混合于一个吸入装置内的制剂,联合应用这2种药物以提高疗效。长效制剂如沙美特罗、福莫特罗等,必要时可选用。

(3)茶碱类:茶碱缓释或控释片,0.2 g,早、晚各一次;氨茶碱,0.1 g,每天3次。除舒张支气管外,还有强心、利尿、增强膈肌功能等多方面的作用,均有利于减轻患者症状,提高生活质量。须注意使用剂量不能过大,以免引起不良反应。

3.祛痰药

祛痰药对痰不易咳出者可应用,但疗效不明确。

4.长期家庭氧疗

长期家庭氧疗对COPD并发慢性呼吸衰竭者可提高生活质量和生存率,对血流动力学、运动能力和精神状态均会产生有益的影响。长期家庭氧疗的使用指征:① $PaO_2 \leqslant 7.3$ kPa(55 mmHg)或 $SaO_2 \leqslant 88\%$,有或没有高碳酸血症。② PaO_2 7.3~9.3 kPa(55~70 mmHg)或 $SaO_2 < 89\%$,并有肺动脉高压、右心衰竭或红细胞增多症(血细胞比容>0.55)。一般用鼻导管吸氧,氧流量为1.0~2.0 L/min,吸氧时间>15 h/d。目的是使患者在海平面、静息状态下,达到 $PaO_2 \geqslant 8.0$ kPa(60 mmHg)和(或)SaO_2升至90%。

5.长期吸入糖皮质激素

对于COPD与哮喘合并存在的患者,长期吸入糖皮质激素可获肯定的疗效,长期联合吸入糖皮质激素和长效β_2肾上腺素受体激动剂效果更好。对于其他COPD患者疗效不一致。

6.康复治疗

康复治疗可以使因进行性气流受限、严重呼吸困难而很少活动的患者改善活动能力、提高生活质量,是COPD患者在稳定期重要的治疗手段。具体包括呼吸生理治疗、肌肉训练、营养支持、精神治疗与教育等多方面措施。

呼吸生理治疗是为了提高潮气量,减少呼吸频率,变浅速为深慢的呼吸。指导患者缩拢口唇进行呼气,这样可延缓呼气流速,提高气道内压力,以抵抗气道外的动力压迫,使等压点向大气道移位,防止细气道呼气时过早闭合。肌肉训练包括全身性运动与呼吸肌锻炼,前者包括步行、登楼梯、踏车等,后者有腹式呼吸锻炼等。因地制宜地采取积极措施进行营养支持治疗,改善患者的全身营养状况，对于提高患者的生活质量，改善预后，具有肯定的重要价值。应争取达到理想的体重；同时要避免摄入过多的碳水化合物饮食和过高热量食物，以免产生过多二氧化碳。

7.免疫调节治疗

适当应用一些增强免疫功能的药物，例如核酪注射液、胸腺素注射液、死卡介苗精制品注射液等，可能有一定的作用。应按时接种流感病毒疫苗，多价肺炎球菌疫苗可能有用。

(二)急性加重期治疗

首先应确定导致病情急性加重的原因，最常见者是细菌感染或病毒感染，使气道炎症加重，气流受限加重，患者自觉症状加重。严重时并发呼吸衰竭和右心功能衰竭。应根据患者病情严重程度决定门诊或住院治疗。

1.控制性氧疗

氧疗是COPD加重期患者住院的基础治疗。无严重并发症的COPD加重期患者氧疗后，较容易达到满意的氧合水平[PaO_2＞8.0 kPa(60 mmHg)或SaO_2＞90％]，但有可能发生潜在的CO_2潴留。给氧途径包括鼻导管或可调式通气面罩。鼻导管给氧时，吸入的氧浓度与给氧流量有关，估算公式为吸入氧浓度(％)＝21＋4×氧流量(L/min)。一般吸入氧浓度为28％～30％，吸入氧浓度过高时可引起二氧化碳潴留的风险加大。氧疗30分钟后，应复查动脉血气以确认氧合满意而未引起CO_2潴留或酸中毒。

2.抗生素

由于多数COPD急性加重是由细菌感染诱发，故抗感染治疗在COPD急性加重的治疗中具有重要地位。COPD急性加重并有脓性痰是应用抗生素的指征。开始时，应根据患者所在地常见病原体类型经验性地选用抗生素，如给予β-内酰胺类/β-内酰胺酶抑制剂、大环内酯类或喹诺酮类。若对最初选择的抗生素反应欠佳，应及时根据痰培养及抗生素敏感试验调整药物。长期应用广谱抗生素和激素者易继发真菌感染，宜采取预防和抗真菌措施。

3.支气管舒张药

药物同稳定期所使用者。有严重喘息症状者可给予较大剂量雾化吸入治疗，如应用沙丁胺醇2 500 μg，或异丙托溴铵500 μg，或沙丁胺醇1 000 μg加异丙托溴铵250～500 μg，通过小型雾化吸入器给患者吸入治疗以缓解症状。对喘息症状较重者常给予静脉滴注茶碱，应注意控制给药剂量和速度，以免发生中毒，有条件者可监测茶碱的血药浓度。

4.糖皮质激素

COPD急性加重期住院患者,宜在应用支气管舒张剂的基础上口服或静脉使用糖皮质激素。可口服泼尼松龙30～40 mg/d,有效后即逐渐减量,一般疗程为10～14天;也可静脉给予甲泼尼龙。

5.机械通气

对于并发较严重呼吸衰竭的患者,可使用机械通气治疗。

6.其他治疗措施

合理补充液体和电解质以保持身体水电解质平衡。注意补充营养,根据患者胃肠功能状况调节饮食,保证热量和蛋白质、维生素等营养素的摄入,必要时可以选用肠外营养治疗。积极排痰治疗,最有效的措施是保持机体有足够体液,使痰液变稀薄;其他措施如刺激咳嗽、叩击胸部、体位引流等方法,并可酌情选用祛痰药物。积极处理伴随疾病(如冠状动脉粥样硬化性心脏病、糖尿病等)及并发症(如休克、弥散性血管内凝血、上消化道出血、肾功能不全等)。

(三)外科治疗

COPD主要依赖于内科方法进行治疗,外科方法只适用于少数有特殊指征的患者。患者选择恰当时可以取得一定疗效,使患者肺功能有所改善,呼吸困难有所减轻,生活质量有所提高。由于手术风险较大而获益有限,且费用较昂贵,故对于决定进行手术治疗应十分慎重。术前必须进行胸部CT检查、肺功能测定和动脉血气分析,全面评价呼吸功能。手术方式包括肺大疱切除术和肺减容手术。肺移植术为终末期COPD患者提供了一种新的治疗选择,但也存在着技术要求高、供体有限、手术风险大及费用昂贵等问题。

十、预后

COPD是慢性进行性疾病,目前还无法使其病变逆转;但积极采用综合性治疗措施可以延缓病变进展。FEV_1测定值对于判断预后意义较大。晚期常继发慢性肺源性心脏病。

第四节　支气管哮喘

支气管哮喘(简称哮喘)是气道的一种慢性变态反应炎症性疾病。它是由嗜酸性粒细胞、肥大细胞、T淋巴细胞(Th2)等炎症细胞,气道上皮细胞和细胞组分参与的气道慢性变态反应炎症性疾病。这种气道炎症导致气道高反应性的增加和广泛、易变的可逆性气流受限，表现为反复发作性喘息、胸闷和咳嗽症状。

近年来，许多国家和地区哮喘的患病率和病死率均呈逐渐上升趋势。这一现象已引起世界卫生组织（world health organization，WHO）和各国政府的重视。由 WHO 和美国国立卫生院心、肺、血液研究所组织各国专家共同制定的《全球哮喘防治创议》（简称 GINA），已成为指导全世界哮喘病防治工作的重要指南。

一、病因和发病机制

支气管哮喘的发病机制十分复杂，许多因素参与其中。

（一）变态反应学说

外源性变应原（尘螨、花粉、真菌等）进入特应性患者体内，产生的 IgE 抗体吸附在肥大细胞和嗜碱性粒细胞表面。当这种变应原再次进入体内并与 IgE 抗体结合后，肥大细胞脱颗粒，释放出组胺、白三烯（leukotriene，LTs）、血小板活化因子（platelet activating factor，PAF）等许多介质，使支气管平滑肌痉挛、微血管渗漏、黏膜水肿、分泌增多，使支气管腔狭窄，导致速发型哮喘反应。这种Ⅰ型变态反应通常在几分钟内发生，持续一个多小时。

（二）气道炎症学说

气道炎症学说是目前公认的最重要的哮喘发病机制。众多研究资料显示，支气管哮喘是一种慢性变态反应性气道炎症。外源性变应原使肥大细胞脱颗粒所释放出的炎性介质，除了能引起速发型哮喘反应外，其中的 LTs、PAF 和嗜酸性粒细胞趋化因子等，可使嗜酸性粒细胞、淋巴细胞、中性粒细胞、巨噬细胞等炎症细胞从外周循环血液募集到气道，并活化，释放出许多炎性介质。其中以嗜酸性粒细胞释放的嗜酸性粒细胞阳离子蛋白、主要碱性蛋白、LTs 和 PAF 等最为重要，可导致迟发型哮喘反应（late asthmatic reaction，LAR）。LAR 比速发型哮喘反应更为持久，也更具有临床重要性。

近来的研究发现，T 淋巴细胞的免疫调节作用失常（Th1 功能不足，Th2 功能亢进，Th1/Th2 低于正常）与支气管哮喘时气道的变态反应炎症有非常密切的联系。Th2 分泌 *IL*-3、*IL*-4 和 *IL*-5 和粒细胞巨噬细胞集落刺激因子，并促进 IgE 的合成。

新近有学者提出“卫生假说”，认为童年时代胃肠道暴露于细菌或细菌产物能够促进免疫系统的成熟，预防哮喘的发生。最新的研究发现，选择性在 Th2

表达的转录因子 GATA-3，与 *IL*-5 的转录激活和变态反应性气道炎症的发生与发展有关，而另一种重要的转录因子 Tbet 则与 Th1 的功能有密切关系。据此认为，GATA-3/Tbet 比值可部分反映 Th1/Th2 的平衡情况。

(三)神经-受体失衡学说

神经-受体失衡学说支配气道口径的神经有 3 类，每类神经中均包含可使气道平滑肌收缩或舒张的受体。哮喘患者的神经-受体失调：α、M_1、M_3和 P 物质受体等功能增强，而 β_2、M_2和 VIP 受体等功能不足，使哮喘患者的气道对各种免疫和物理、化学刺激因子呈现高反应性。

(四)其他机制

部分哮喘患者的发病与下列机制有关。

1.感染

主要与上呼吸道的病毒感染有关，部分哮喘患者的发病与鼻旁窦慢性炎症有关。

2.药物

常见的可引起哮喘的药物包括阿司匹林在内的解热镇痛药和含碘造影剂。在阿司匹林诱发的哮喘(aspirin induced asthma，AIA)患者中部分患者同时合并有鼻息肉，被称为阿司匹林过敏-哮喘-鼻息肉三联症。AIA 的发病机制与花生四烯酸的代谢异常有关。

3.运动

不少青少年患者的哮喘症状发生于运动后，被称为运动性哮喘。其发病机制尚未明确，可能与运动过程中的过度换气，使气道内的热量大量散失有关。

4.遗传

约 2/3 的支气管哮喘患者有家族遗传病史。这种遗传倾向称为特应性。已知支气管哮喘属于多基因遗传，其遗传度为 80%。近年来发现，人类哮喘基因可能定位于第 11 号染色体上的 $Fc\varepsilon R_1\beta$、*CD*20，第 5 号染色体上的 *TIML* 基因。位于第 20 号染色体上的 *ADA M*33 基因的单核苷酸多态性与哮喘的发生及气道高反应性存在显著相关。先天遗传因素和后天环境因素在支气管哮喘的发病中均起着重要作用。

5.胃-食管反流

经检查发现，哮喘患者中胃-食管反流的发生率远远高于正常人群。部分哮喘患者的发病与胃-食管反流的存在有关，通过抗反流治疗可控制或减轻哮喘症状；另一些患者中的胃-食管反流是继发于支气管哮喘之后与平喘药物的使用有关。胃-食管反流通过神经反射或微量雾吸等机制诱发支气管平滑肌收缩。

6.心理因素

部分哮喘患者的症状与情绪（大喜、盛怒或惊恐等）有关，因此有学者把本病归入“心因性疾病”。但是，心理因素仅仅是诱因，不是独立的发病机制。

二、病理

气道内以嗜酸性粒细胞浸润为主的变态反应性炎症是支气管哮喘的主要病理特征。据此，有的病理学家将支气管哮喘称作慢性脱屑性嗜酸性粒细胞增多性支气管炎。

支气管哮喘早期表现为支气管黏膜肿胀、充血，分泌物增多，气道内炎症细胞浸润、气道平滑肌痉挛等可逆性的病理改变，在病情缓解后可基本恢复正常。但当哮喘反复发作后，支气管呈现慢性炎症性改变，表现为柱状上皮细胞纤毛倒伏、脱落，上皮细胞坏死，黏膜上皮层杯状细胞增多，支气管黏膜层大量炎症细胞浸润、黏液腺增生、基膜增厚，支气管平滑肌增生。由于支气管壁增厚，支气管腔内形成黏液栓（含有大量的嗜酸性粒细胞和 Curchmann 螺旋体），通气功能明显降低。

哮喘的病程越长，气道阻塞的可逆性越小，“气道重塑”也愈为明显。以呼气期为主的通气功能障碍，可导致肺泡内气体的滞留。不可逆性通气功能障碍，使肺泡长期过度膨胀，弹性降低，可形成阻塞性肺气肿，甚至肺源性心脏病。

三、临床表现

典型的支气管哮喘表现为反复发作性喘息，大多数有季节性，日轻夜重（下半夜和凌晨易发），常常与吸入外源性变应原有关。急性发作时，两肺闻及弥漫性哮鸣音，以呼气期为主；上述症状和体征可以自行缓解或应用支气管扩张剂后缓解，缓解期患者可无任何哮喘症状。

非典型的支气管哮喘可表现为发作性胸闷或顽固性咳嗽。后者又称“咳嗽变异性哮喘”，以顽固性咳嗽为唯一的临床表现，无喘息症状，故临床上易于被误诊为“支气管炎”等疾病。

四、辅助检查

（一）血常规检查

过敏性哮喘患者可有嗜酸性粒细胞计数增高，如并发感染可有白细胞总数和中性粒细胞计数增高。

(二)痰液检查

涂片染色后镜检可见较多的嗜酸性粒细胞,也可见 Charcot-Leyden 结晶、黏液栓和透明的哮喘珠。如合并呼吸道细菌感染,痰涂片革兰氏染色、细菌培养及药物敏感试验结果,有助于病原体的诊断。近年来认为,通过诱导痰液中细胞因子和炎性介质含量的测定,有助于哮喘的诊断和病情严重度的判断。

(三)呼吸功能检查

在哮喘发作时,有关呼气流速的全部指标均显著下降。第 1 秒用力呼气量(FEV_1)、FEV_1 占预计值的百分率($FEV_1\%$)、FEV_1 占用力肺活量(forced vital capacity,FVC)比值($FEV_1/FVC\%$)、最大呼气中期流速、25%与 50%肺活量时的最大呼气流量($MEF_{25\%}$ 与 $MEF_{50\%}$)以及峰值呼气流速(peak expiratory flow,PEF)均减少。其中以 $FEV_1\%$最为可靠,PEF 最为方便。PEF 测定值占个人最大值的百分率(PEF%)和 PEF 昼夜变异率是判断支气管哮喘病情严重度的 2 项有用指标。

(四)实验室检查

血清 IgE 和嗜酸性粒细胞阳离子蛋白含量测定等,有助于本病的诊断。

(五)胸部 X 线检查

早期在哮喘发作时,可见两肺透亮度增加,呈过度充气状态;在缓解期多无明显异常。如并发呼吸道感染,可见肺纹理增加及炎性浸润阴影。同时要注意肺不张、气胸或纵隔气肿等并发症的存在。

(六)动脉血气分析

轻度哮喘发作时,PaO_2 和 $PaCO_2$ 正常或轻度下降;中度哮喘发作时,PaO_2 下降而 $PaCO_2$ 正常;重度哮喘发作时,PaO_2 明显下降而 $PaCO_2$ 超过正常,出现呼吸性酸中毒和(或)代谢性酸中毒。

五、诊断

(一)典型哮喘的诊断

根据上述临床特点,即喘息等症状的反复发作性、发病时哮鸣音的弥漫性和症状的可逆性,如能排除其他可引起喘息、胸闷和咳嗽的疾病,即可做出诊断。国外学者推荐了一种在门诊应用的简易诊断方法:让患者在 30 秒内回答下列

5 个简单的问题，如果其中一个答案为“是”，便可考虑将该患者诊断为支气管哮喘：①1 周内需要吸入蓝色气雾剂的次数是否大于 4 次？②1 周内有咳嗽、喘息症状的天数是否大于等于 4 天？③是否在夜间被憋醒？④过去 3 个月内是否因哮喘而影响活动？⑤过去 3 个月内是否因哮喘而误工或误学？

（二）不典型哮喘的诊断

不典型哮喘患者的咳嗽症状应用各种镇咳药物和抗炎药物的疗效往往不佳。经过仔细询问病史，其咳嗽症状可能具有“日轻夜重”和季节性加重的特点，患者常同时患有其他变态反应性疾病（如过敏性鼻炎、异位性皮炎等）或有变态反应性疾病的家族史。

1.肺功能试验

下列肺功能试验至少有 1 项呈阳性结果，并应能排除其他可引起喘息、胸闷和咳嗽的疾病时方可做出诊断。

（1）支气管激发试验或运动试验。

（2）支气管舒张试验：给予 β_2 受体激动剂吸入后，1 秒钟用力呼气容积（FEV_1）增加 15%，且 FEV_1 增加值＞200 mL。

（3）PEF 昼夜波动率≥20%。

2.试验性治疗

给予平喘和抗过敏药物治疗后，咳嗽和胸闷症状迅速、明显地缓解，也有助于不典型哮喘的诊断。

（三）病因学诊断

为了指导临床防治工作，仅仅做出该患者是否患有支气管哮喘的诊断是不够的，在可能的情况下，应尽可能查明与该患者哮喘发病有关的病因。下列方法有助于支气管哮喘的病因学诊断。

1.详细询问病史

医师应了解患者哮喘发作与周围环境（工作环境、生活环境、饮食习惯等）的关系，必要时应做现场调查。

2.变应原检测试验

变应原检测试验有助于查明致喘原的种类，分为体内试验和体外试验 2 类。体内试验中的皮肤试验（点刺、划痕或皮内注射），观察注射变应原的局部有无速发型变态反应（表现为丘疹和红晕）发生。该检查简便易行，但对于处于高敏状态的受试者有一定的危险性；用可疑变应原稀释液做支气管激发试验，虽然结果可靠，但费时、费力。体外试验比体内试验安全，包括放射性变应原吸附试验、酶联免疫吸附试验、嗜碱性粒细胞组胺释放试验和肥大细胞脱颗粒试验等，但比较烦琐、费时。

(四)病情严重程度的分级

1.新发生的哮喘或尚未给予规则治疗的患者病情严重度的分级

根据白天和夜间哮喘症状、频度和肺功能测定结果分级(表 3-2)。

表 3-2　规则治疗前哮喘严重程度的分级

分级	临床特点
间歇发作(第 1 级)	症状＜1 次/周，短暂出现；夜喘≤2 次/月；FEV_1≥预计值的 80%或 PEF≥个人最佳值的 80%，PEF 或 FEV_1昼夜变异率＜20%
轻度持续(第 2 级)	症状＞1 次/周，但＜1 次/天，可能影响活动和睡眠；夜喘＞2 次/月，但＜1 次/周；FEV_1≥预计值的 80%或 PEF≥个人最佳值的 80%，PEF 或 FEV_1昼夜变异率在 20%～30%
中度持续(第 3 级)	每天有症状，影响活动和睡眠；夜喘≥1 次/周；FEV_1占预计值的 60%～79%或 PEF 占个人最佳值的 60%～79%，PEF 或 FEV_1昼夜变异率＞30%
重度持续(第 4 级)	每天有症状，频繁出现症状；经常出现夜喘；FEV_1＜预计值的 60%或 PEF＜个人最佳值的 60%，PEF 或 FEV_1昼夜变异率＞30%

说明：当几项指标不一致时，以级别高(严重程度高)的指标为准；当临床指标与肺功能指标不一致时，以肺功能的指标为主。

2.规则治疗后哮喘患者病情严重程度的分级

既要根据患者白天和夜间哮喘症状、频度和肺功能测定结果，也要根据原先给予该患者的治疗级别加以综合判断(表 3-3)。

表 3-3　规则治疗后哮喘严重程度的分级

目前患者的症状和肺功能	原先给予的治疗级别		
	间歇发作(第 1 级)	轻度持续(第 2 级)	中度持续(第 3 级)
		目前的分级	
间歇发作(第 1 级)	间歇发作	轻度持续	中度持续
轻度持续(第 2 级)	轻度持续	中度持续	重度持续
中度持续(第 3 级)	中度持续	重度持续	重度持续
重度持续(第 4 级)	重度持续	重度持续	重度持续

3.急性发作时哮喘严重程度的分级

根据某一次哮喘急性发作时，患者的症状、体征、动脉血气分析和肺功能情况判断其严重程度(表 3-4)。

表 3-4　哮喘急性发作时病情严重程度的分级

临床特点	轻度	中度	重度	危重
气短	步行时	稍事活动	休息时	
体位	可平卧	喜坐位	前弓位	
谈话方式	成句	字段	单词	不能讲话
精神状态	尚安静	稍烦躁	焦虑	嗜睡,意识模糊
出汗	无	有	大汗淋漓	
呼吸频率	↑	↑↑	>30 次/分	
辅助肌活动	无	有	常有	胸腹矛盾运动
喘鸣音	呼气末	较响亮	响亮	减低或无
脉率(次/分)	<100	100～120	>120	
肺性奇脉	无	有,1.3～3.3 kPa (10～25 mmHg)	>3.3 kPa (25 mmHg)	若无,提示呼吸衰竭
应用支扩剂后 PEF 占预计值	>70%	50%～70%	<50%	
PaO_2(吸空气时)	>10.7 kPa (80 mmHg)	8.0～10.7 kPa (60～80 mmHg)	<8.0 kPa (60 mmHg)	
$PaCO_2$	<4.7 kPa (35 mmHg)	<6.0 kPa (45 mmHg)	>6.0 kPa (45 mmHg)	
SaO_2(吸空气时)	>95%	91%～95%	<90%	

注:①多个参数可同时出现,但不一定全部有;②肺性奇脉是指由于严重气道阻塞引起的奇脉。

六、鉴别诊断

鉴别诊断应除外其他各种可能引起气喘或呼吸困难的疾病,方可做出哮喘的诊断。

(一)心源性哮喘

心源性哮喘常见于左心衰竭。发作时的症状与哮喘相似,但心源性哮喘多有高血压、冠状动脉粥样硬化性心脏病、风心病二尖瓣狭窄等病史和体征,常咳出粉红色泡沫样痰,两肺可闻及广泛的水泡音和哮鸣音。左心界扩大,心率增快,心尖部可闻及奔马律。胸部 X 线检查可见心脏增大,肺淤血。若一时难以鉴别,可注射氨茶碱缓解症状后做进一步检查,忌用肾上腺素和吗啡,以免造成危险。

(二)喘息型慢性支气管炎

喘息型慢性支气管炎多见于老年人，伴有慢性咳嗽、咳痰史，喘息常年存在，有加重期。有肺气肿体征，两肺常可闻及水泡音。部分喘息型慢性支气管炎和支气管哮喘无法鉴别，有学者主张称之为“哮喘性慢性支气管炎”。

(三)支气管肺癌

中央型肺癌导致支气管狭窄或伴有类癌综合征时，可出现喘鸣音或哮喘样呼吸困难、肺部可闻及喘鸣音。但肺癌的呼吸困难及喘鸣症状进行性加重，常无诱因，咳嗽可有血痰，痰液中可找到癌细胞，胸部 X 线检查、CT、MRI 检查或纤维支气管镜检查常可明确诊断。有时气道内的良性肿瘤也需与本病鉴别。

(四)肺嗜酸性粒细胞浸润症

这类疾病包括热带性嗜酸性粒细胞增多症、肺嗜酸性粒细胞浸润症、外源性变态反应性肺泡炎和变态反应性支气管肺曲菌病等。致病原因为寄生虫、原虫、花粉、真菌、化学药品、职业粉尘等因素，大多有接触史，症状较轻，患者常有发热，胸部 X 线检查可见多发性、此起彼伏的淡薄斑片状浸润影，可自行消失或再发。肺组织活检有助于鉴别诊断。

七、治疗

该病的治疗目的是控制症状，减少发作，提高生活质量，而不是根治。①有效的控制哮喘症状(无症状或最轻的症状，包括夜间症状)并予以维持；②防止哮喘病情的加重和恶化；③尽可能使患者的肺功能维持在正常水平；④保持患者正常的活动(包括运动)能力；⑤避免平喘药物引起的不良反应；⑥防止形成不可逆性气流受限；⑦避免哮喘引起的死亡。

WHO 和美国国立心、肺、血液研究所在《全球哮喘防治创议》(GINA)中提出防治哮喘的 6 部分综合方案。

(一)教育

哮喘是慢性病，病程可长达十几年甚至几十年。其中大部分时间是患者在家自行用药。因此，让哮喘患者和家属们正确地认识哮喘、判断病情，正确地采取预防和治疗措施(包括记哮喘日记、吸入疗法和袖珍式峰流速仪的应用等)是十分重要的。近年来，各地建立的“哮喘之家”“哮喘俱乐部”等组织都是教育患者、群防群治的好形式。同时，还应加强对医护人员自身的教育。

(二)肺功能测定

肺通气功能指标的测定,可以客观地判断哮喘病情,指导合理的治疗。最常用的肺通气功能指标是 FEV_1 和峰值呼气流速 PEF。PEF 可通过袖珍式峰流速仪测得,价格低廉,便于携带,更适合在临床患者中推广应用。通过 FEV_1 和 PEF 测定值及 PEF 昼夜波动率,有助于对哮喘病情严重度分级。

(三)环境控制

外源性变应原及其他致喘原是诱发哮喘的重要因素。因此,查明并尽量避免接触环境中的致喘原极为重要。有些患者做到了这一点,不用任何药物便可不发作哮喘。

(四)慢性哮喘的分级治疗

1.常用平喘药物

(1)β-肾上腺素受体激动剂:属于拟肾上腺素药物,简称 $β_2$受体激动剂。该类药物主要通过兴奋 $β_2$ 受体,激活腺苷酸环化酶,增加细胞内环磷酸腺苷的合成,舒张支气管平滑肌,稳定肥大细胞膜。近年来发现,胆碱能神经突触前膜上分布的少量 $β_2$受体,具有调节其神经递质乙酰胆碱释放量的作用。

这类药物有极强的支气管舒张作用,平喘作用迅速(吸入后可在数分钟内起效),不良反应小,是缓解哮喘症状的首选药物。但因其对于气道炎症几乎无作用,不宜长期、单独使用。应用这类药物后,少数患者可有头痛、头晕、心悸、手指颤抖等不良反应。用药一段时间后,可逐渐耐受。

这类药物种类和制剂很多。根据平喘作用起效的快慢和作用维持时间的长短可分为以下 4 类。①短效-速效 $β_2$受体激动剂:如沙丁胺醇气雾剂和特布他林气雾剂,每次 1～2 喷吸入,适用于哮喘急性发作症状的控制。②短效-迟效 $β_2$受体激动剂:如沙丁胺醇片和特布他林片,每次 1～2 片,每天 3 次口服,适用于日间哮喘的治疗。由于新型前体药班布特罗和平喘作用维持时间较长的控释制剂的问世,这类药物的临床应用已趋减少。③长效-迟效 $β_2$受体激动剂:如沙美特罗气雾剂,适用于夜间哮喘的防治。④长效-速效 $β_2$受体激动剂:如福莫特罗干粉吸入剂,既适用于夜间哮喘的防治,也适用于哮喘急性发作症状的控制。

属于这类药物的还有氯丙那林、非诺特罗、利米特罗、妥洛特罗和丙卡特罗等。

(2)茶碱(黄嘌呤)类药物:具有舒张支气管平滑肌的作用,并具有强心、利尿、扩张冠状动脉、兴奋呼吸中枢和呼吸肌等作用。近年来发现,低浓度的茶碱具有抗炎和免疫调节作用。

口服给药：氨茶碱和控(缓)释型茶碱。用于轻度至中度哮喘发作和维持治疗。一般剂量为每天 6～10 mg/kg，双羟丙茶碱的疗效和不良反应均较茶碱低，多索茶碱的平喘作用比茶碱强，但不良反应较轻。控(缓)释型茶碱口服后血药浓度平稳，平喘作用可维持 12～24 小时，每天需给药 1～2 次，尤适用于夜间哮喘症状的控制。茶碱与糖皮质激素和抗胆碱药物联合应用具有协同作用。但本品与 β 受体激动剂联合应用时，易出现心率增快和心律失常，应慎用并适当减少剂量。

静脉给药：氨茶碱加入葡萄糖溶液中，缓慢静脉注射[注射速度不宜超过 0.25 mg/(kg・min)]或静脉滴注，适用于哮喘急性发作且 24 小时内未用过茶碱类药物的患者。负荷剂量为 4～6 mg/kg，维持剂量为 0.6～0.8 mg/(kg・h)。由于茶碱的代谢个体差异大，影响茶碱代谢的因素多，而茶碱的“治疗窗”窄，易于出现毒副作用。因此，有条件的情况下应监测其血药浓度，及时调整其剂量和滴速。

(3)抗胆碱药物：溴化异丙托品、溴化氧托品和国外新近上市的溴化泰乌托品等。这类药物通过对气道平滑肌表面 M_3 受体的抑制，松弛气道平滑肌。这类药物的不良反应有口干、痰液黏稠不易咳出、尿潴留和瞳孔散大等。溴化异丙托品气雾剂每次吸入 20～80 μg，每天 3～4 次。其溶液雾化后吸入每次 500 μg，每天 3～4 次。青光眼、前列腺肥大患者和妊娠 3 个月内的妇女慎用。溴化泰乌托品吸入剂对 M_1 和 M_3 受体的选择性作用较强，因而不良反应较小。其半衰期长，每天仅需给药 1 次，患者的依从性较好。

抗胆碱药物与 β_2 受体激动剂相比较，这类药物舒张支气管平滑肌的作用较慢、较弱，但因其疗效不因年龄增高而减低，且具有长期应用不产生耐受性等优点。尤其适合有吸烟史的老年患者。这 2 类药物联合使用具有互补、协同平喘作用。

(4)糖皮质激素，可以从多个环节抑制气道炎症，是对气道变态反应炎症作用最强的抗炎剂。此外，还有抗过敏、抗微血管渗漏和间接松弛气道平滑肌的作用。鉴于长期、大剂量全身应用激素可引起许多严重的不良反应，如高血压、糖尿病、消化道溃疡、骨质疏松等。近年来推荐使用吸入型糖皮质激素做局部治疗。这种治疗方法在气道局部应用高活性脂溶性糖皮质激素，可以获得较好疗效而且避免激素引起的全身性不良反应。目前常用的这类药物有 3 种：①二丙酸倍氯米松(baclomethasone dipropionate，BDP)；②布地奈德(budesonide，BUD)；

③丙酸氟替卡松(fluticasone propionate,FP)。BDP 和 BUD 又分为气雾剂和干粉剂。吸入激素疗程宜长(数月至数年或更长),全身不良反应较少,但可出现咽部不适、声音嘶哑和念珠菌感染等局部不良反应。每次吸入后漱口,可减少局部不良反应。吸入激素一般需经数天后方能起效,1 周后充分显效。

鉴于吸入激素与吸入长效 β_2受体激动剂分别作用于支气管哮喘发病机制的不同环节,2 种药物在细胞水平和分子水平均存在着协同和互补作用。这 2 种药物同时吸入,可减少所需吸入激素剂量,减少激素的不良反应,因此,被推荐作为中度至重度持续哮喘的首选治疗方案。

(5)白三烯调节剂:半胱氨酸白三烯(Cys LTs)受体拮抗剂和 5-脂氧化酶抑制剂,是 1 类新的治疗哮喘药物。前者通过对细胞表面的白三烯受体的拮抗,抑制肥大细胞和嗜酸性粒细胞释放出的 Cys LTs 的致喘和致炎作用,减轻变应原、运动和 SO_2诱发的支气管痉挛。本品可减少吸入激素的剂量、减轻哮喘症状,尤其适用于阿司匹林和运动诱发哮喘的治疗。属于这 1 类的药物包括扎鲁司特、孟鲁司特和异丁司特。

(6)其他药物:①色甘酸钠和奈多罗米钠是 1 种非激素类抗炎剂,可以抑制 IgE 介导的肥大细胞等炎症细胞中炎性介质的释放。尽管其作用不强,但不良反应也很小。②抗组胺药物如酮替芬、氯雷他定、阿司咪唑、氮卓斯丁和曲尼司特等 H_1受体拮抗剂具有抗变态反应作用,适合于伴有变应性鼻炎的哮喘患者。这类药物的常见不良反应是嗜睡,故驾驶员和高空作业人员不宜使用。③血栓烷 A_2(TXA_2)受体拮抗剂塞曲司特也已应用于支气管哮喘的治疗。④可能减少口服激素剂量的药物包括免疫抑制剂(甲氨蝶呤、环孢素、金制剂)、某些大环内酯类抗生素和静脉应用丙种球蛋白等。

2.平喘药物分类

根据对气道变态反应炎症有无抑制作用,近年来把各种平喘药物划分为 2 大类。

(1)解痉平喘药物:能迅速缓解哮喘症状,适用于哮喘急性发作时的治疗,主要包括①速效吸入型 β_2受体激动剂;②短效口服 β_2受体激动剂;③抗胆碱药物;④甲基黄嘌呤类;⑤全身应用的糖皮质激素等。首选速效吸入型 β_2受体激动剂。

(2)抗炎治喘药物:能抑制气道的变态反应炎症,需要长期预防性应用,主要包括①吸入型糖皮质激素;②吸入长效 β_2受体激动剂;③口服长效 β_2受体激动剂;④白三烯调节剂;⑤甲基黄嘌呤类;⑥色甘酸钠、奈多罗米钠等肥大细胞膜稳定剂;⑦全身激素口服减量疗法等。根据病情严重程度,首先考虑使用吸入激素或吸入激素加吸入长效 β_2 受体激动剂。

3.吸入疗法与吸入装置

(1)吸入疗法:平喘药物应首先采用吸入疗法。因为支气管哮喘的靶器官在气道,这种给药方法具有作用迅速、用药量小、可避开肝的首过效应、全身不良反应少等优点。

(2)吸入装置:对于吸入疗法的实施至关重要。目前临床上常用的吸入装置包括①压力型定量手控气雾剂(pMDI);②压力型定量手控气雾剂(pMDI)+储雾罐;③干粉吸入器;④溶液雾化器等。pMDI 具有价格便宜、便于携带、计量准确等优点,但也存在着难以正确操作、吸入药量少及咽喉部不良反应多等缺点。在 pMDI 上加用储雾罐,有助于克服这些缺点。干粉吸入装置具有便于操作、吸入的药量多和不必用氟利昂作推进剂等优点。目前临床上应用较为广泛的是都保装置和准纳器装置。通过射流装置吸入溶液(包括 β_2 受体激动剂、抗胆碱药和吸入型激素等),适用于急性哮喘发作时的治疗。

4.分级治疗方案

哮喘患者按照某一级方案治疗后 3 个月未有哮喘发作,可考虑"降级"治疗。如果按照某一级方案治疗后哮喘症状未能控制或反而加重,在排除了环境中致喘原未能控制或患者依从性差等因素后,应及时"升级"治疗。对于任何一级患者的急性哮喘发作均应积极地给予解痉平喘治疗。

变应原特异性免疫疗法,又称为减敏疗法。对于尘螨、猫毛、豚草花粉等外源性变应原,给予特异性标准化抗原蛋白稀释液,从低浓度、小剂量开始皮下注射,逐渐增加注射的剂量或浓度。达到维持浓度后,定期皮下注射维持量,疗程 6 个月至 3 年。该疗法可减轻哮喘症状、降低气道高反应性、减少对平喘药物的需要量。但应注意制剂的标准化和可能出现加重哮喘发作的危险性。

(五)哮喘急性发作的治疗

1.氧疗与辅助通气

哮喘急性发作时,由于支气管平滑肌痉挛和平喘药物应用后引起的 V/Q 比例失调加重,可出现低氧血症。应经鼻导管吸入较高浓度的氧气,以及时纠正缺氧。如果缺氧严重,应经面罩或鼻罩给氧,使 $PaO_2>8.0$ kPa(60 mmHg)。只有出现 CO_2 潴留时才需限制吸氧浓度。

2.β_2 受体激动剂

轻度至中度哮喘发作应用手控定量气雾剂(MDI)辅以储雾罐装置,在 1 小时内每 20 分钟吸入 2～4 喷,多可缓解症状。中度至重度哮喘发作患者,应用沙丁胺醇溶液以氧气或压缩空气为动力持续雾化吸入，或者皮下或静脉注射 $β_2$ 受体激动剂。肾上腺素 0.25～0.50 mg 前臂皮下注射，必要时 30 分钟后可重复注射 1 次。但心律失常的患者应慎用。

3.氨茶碱

以每小时 0.6～0.8 mg/kg 的速率静脉滴注，可以维持有效血药浓度。如果 24 小时内患者未用过茶碱，则应首先缓慢地经静脉注射负荷量(5.6 mg/kg)的氨茶碱，以使茶碱迅速达到有效血药浓度。但应注意茶碱需要浓度的监测。

4.抗胆碱药

溴化异丙托品气雾剂每次 4 喷，每天吸入 4 次。抗胆碱药与 $β_2$ 受体激动剂气雾剂同时应用有相加作用。溴化异丙托品溶液与 $β_2$ 受体激动剂溶液同时雾化吸入疗效更好。

5.糖皮质激素

中度哮喘发作患者可口服泼尼松，每次 10 mg，每天 3～4 次。重度哮喘发作患者则应经静脉给予大剂量琥珀酸氢化可的松(400～1 000 mg/d)或甲泼尼龙(80～320 mg/d)。重度哮喘发作时，应用激素的原则是足量、短程、经静脉给药。静脉注射本品的速度过快或剂量过大，可能引起严重不良反应甚至心搏骤停。

6.重度哮喘发作的抢救

重度哮喘发作又称为哮喘持续状态，除了上述治疗措施外，还应及时给予下列治疗。

(1)补液：根据失水及心脏情况，静脉补充液体，纠正因哮喘持续发作时张口呼吸、出汗、进食少等原因引起的脱水，可避免痰液黏稠导致气道堵塞。每天补液量一般为 2 500～3 000 mL，应遵循补液的一般原则(先快后慢、先盐后糖、见尿补钾)。

(2)纠正酸中毒：严重缺氧可引起代谢性酸中毒，后者可使患者的支气管对平喘药的反应性降低。可用 5%碳酸氢钠静脉滴注或缓慢静脉注射。剂量可用下列公式计算：所需 5%碳酸氢钠毫升数＝[正常 BE(mmol/L)－测定 BE(mmol/L)]×体重(kg)×0.4。应避免形成碱血症，因为氧离曲线左移不利于血氧在组织中的释放。

(3)抗生素：重度哮喘发作患者气道阻塞严重，易于产生呼吸道和肺部感染，故应酌情选用广谱抗生素静脉滴注。由于部分哮喘患者属于特应性，对多种药物过敏，应防止药物变态反应的发生。

(4)纠正电解质紊乱：部分患者可因反复应用β_2受体激动剂和大量出汗而出现低钾、低钠等电解质紊乱，应及时予以纠正。

(5)并发症的处理：当患者出现张力性气胸、痰栓阻塞或呼吸肌衰竭时，应及时诊断、及时处理。否则，常因此而导致患者死亡。值得指出的是，当一名重度哮喘发作患者的哮鸣音突然降低或消失，但其发绀和呼吸困难更为严重时，不能简单地误认为病情缓解而应考虑有合并上述并发症的危险，应及时查明原因，对症治疗的具体措施如下。①并发张力性气胸的患者应及时行胸腔闭式引流术；②黏液痰栓阻塞气道的患者可行支气管肺泡灌洗术；③呼吸衰竭：可以先试用鼻(面)罩等无创伤性通气方式，若无效应及早插管行机械通气。必要时酌情加用呼吸末正压通气。对于维持正常通气容积所需压力(气道峰压与平台压)过高的患者，可试用允许性高碳酸血症通气策略。

(六)随访

哮喘患者应由有经验的呼吸专科医师定期随访、观察，指导预防和治疗。患者写的哮喘日记有助于医师的随访。哮喘患者应用袖珍式峰速仪，定期测定PEF并进行记录，有助于对病情和疗效的随访、评价。

八、预防

本病的预防可分为3级。

(一)初级预防

初级预防旨在通过去除周围环境中的各种致喘因子而达到预防哮喘的目的。

(二)次级预防

在哮喘患者无临床症状时，给予早期诊断和治疗，防止其病情的发展。

(三)第3级预防

积极地控制哮喘症状，防止其病情恶化，减少并发症，改善哮喘患者的预后。

九、预后

多数哮喘患者通过合理的使用现有的防治哮喘药物，可以使哮喘病情得到良好控制或完全控制。约一半的哮喘儿童在发育期中哮喘症状可自行缓解，其中约半数患者在数年、十几年或数十年后哮喘复发。

近年来有人报告，年龄和症状较轻、血IgE较少并且治疗及时、正确的成年哮喘患者也可临床治愈。相反，未经合理治疗的哮喘患者，反复发作，病情逐渐加重，可并发肺气肿、肺源性心脏病，甚至发生呼吸衰竭，预后较差。

第五节 支气管扩张症

支气管扩张是由多种病因所致的支气管及周围组织慢性炎症，导致管壁组织破坏，管腔不可逆性扩张。典型的临床表现为慢性咳嗽、咳大量脓痰和反复咯血。随着疫苗的预防接种以及抗生素的应用，该病的发病率已明显降低。

一、病因

支气管扩张症是许多原因导致的终末病理改变。所有支气管扩张症的患者都应该寻找其潜在病因，大致分为3组。

(1)囊性肺纤维化：白种人较常见，中国人少见。

(2)与其他肺部疾病相关的支气管扩张。①感染后支气管扩张：继发于婴幼儿期严重的支气管肺感染，如麻疹、百日咳、流行性感冒等；继发于肺结核、吸入性肺炎后。②支气管机械性阻塞：管腔内异物或肿瘤以及管腔外淋巴结压迫。③先天和遗传因素：纤毛功能障碍，α_1糜蛋白酶缺乏，黄甲综合征。④自身免疫性疾病：类风湿关节炎、干燥综合征、炎症性肠病。⑤免疫缺陷：低丙种球蛋白血症、IgG亚型缺乏、器官移植后。⑥其他：变应性支气管肺曲霉菌病、弥漫性泛细支气管炎、反复胃内容物误吸。

(3)特发性支气管扩张。

二、临床表现

(一)症状

1.慢性咳嗽、咳大量脓痰

咳嗽是支气管扩张症最常见的症状，超过90%的患者可出现咳嗽。75%～100%的患者可伴有每天咳痰，每天咳痰量数十毫升至数百毫升，体位改变时咳痰明显，痰液可为无色黏液痰或者黄绿色脓痰，有厌氧菌感染者痰有臭味。收集24小时痰量静置于容器中，数小时后痰液可分为4层：①上层为泡沫。②下悬脓性成分。③中层为混浊黏液。④下层为坏死组织沉淀物。患者容易反复继发急性感染，表现为咳嗽加重，痰量增加，伴或不伴发热。常常反复发生肺部感染，其特点是同一肺段反复发生肺炎并迁延不愈。可有慢性感染中毒症状，如发热、盗汗、食欲缺乏、消瘦、贫血等。

2.反复咯血

患者反复咯血，可表现为痰中带血丝，也可表现为大咯血。部分患者以咯血为主要症状，咳嗽及咳痰不明显，称为干性支气管扩张。

3.呼吸困难

部分患者可有呼吸困难及活动耐力下降的表现。呼吸困难程度常常与肺功能、影像上支气管扩张的程度及痰量相关。

（二）体征

体检可发现肺部吸气相湿啰音，有时可闻及哮鸣音，部分患者有杵状指。

三、辅助检查

以前，支气管造影术用于诊断支气管扩张，可以明确支气管扩张的部位和范围，为外科手术提供参考。近年来，随着胸部高分辨CT（high resolution CT，HRCT）的广泛应用，支气管造影已被HRCT取代，目前已很少应用。

（一）胸部X线检查

X线检查敏感性较差，早期或者轻度支气管扩张症容易漏诊。

（二）胸部HRCT

胸部HRCT是确诊支气管扩张的首选检查方法，其敏感性和特异性均为90%。支气管扩张的HRCT特征性表现：支气管管腔扩张，支气管内径比大于伴行肺动脉直径、严重时形成印戒征，或者支气管由中心向外周逐渐变细的特点消失。支气管壁增厚也是常见表现。囊性支气管扩张常常提示病情严重或者病程长。扩张的支气管内，有时可充填分泌物形成“黏液栓”或者“树芽征”。

（三）肺功能检查

肺功能改变与病变范围及性质有关。病变局限时，肺功能可无明显改变，囊状支气管扩张对肺功能的影响比柱状支气管扩张更大。支气管扩张的肺功能损害主要表现为阻塞性通气功能障碍，FEV_1、FEV_1/FVC比值和呼气峰流速降低，部分患者存在可逆性气流阻塞或者气道高反应。

（四）支气管镜检查

支气管镜检查并非支气管扩张患者的常规检查，诊断价值有限，但可以明确有无支气管阻塞，如肿瘤、异物等，或者观察出血部位。经支气管镜获取下呼吸道标本对于明确感染的病原学有一定价值。

(五)痰微生物检查

痰培养可以明确致病微生物，并对抗生素选择具有重要的指导意义。常见的病原体为肺炎链球菌、流感嗜血杆菌、卡他莫拉菌、铜绿假单胞菌和金黄色葡萄球菌等。

(六)其他检查

如临床怀疑自身免疫性疾病，可进行类风湿因子、抗核抗体和 ANCA 以及其他抗体检测。汗液氯离子和 *CFTR* 基因突变分析对囊性肺纤维化具有诊断价值。血清免疫球蛋白(IgG、IgA、IgM)定量有助于诊断免疫缺陷，总 IgE 检测有助于筛查变应性支气管肺曲霉菌病。如果临床怀疑不动纤毛综合征，需进行鼻和支气管黏膜的电镜检查。

四、诊断

根据慢性咳嗽、大量脓痰、反复咯血及肺部感染等病史，肺部闻及固定而持久的局限性湿啰音，结合胸部 X 线片发现符合支气管扩张症的影像改变等，可作出诊断；对于临床怀疑支气管扩张症，但后前位胸部 X 线片无明显异常的患者，依据胸部 CT 尤其是 HRCT 扫描结果可做出诊断。

对于明确诊断支气管扩张症者，还要注意了解其基础疾病，我国以感染后性支气管扩张症和结核后性支气管扩张症多见，但也应该注意其他较少见的病因，必要时应进行相应的实验室检查。

五、鉴别诊断

(一)慢性支气管炎

本病有时与支气管扩张症不易鉴别，但多发生于 40 岁以上的患者，咳嗽、咳痰症状以冬、春季节为主，痰液为白色泡沫样黏痰，感染急性发作时可呈脓性，痰量较少，且无反复咯血史。肺部的干、湿啰音散在分布。

(二)肺脓肿

本病患者有大量咳脓痰史，但起病急骤，有寒战、高热等中毒症状，X 线检查可发现脓肿阴影或脓腔。需要注意的是，慢性肺脓肿常并发支气管扩张症，支气管扩张症患者也易发生肺脓肿。对此类患者，首先应行抗感染治疗，炎症控制后，应行 CT 检查，以明确诊断。

(三)肺结核

本病可有慢性咳嗽、咳痰，但常有午后低热、盗汗、消瘦等全身结核中毒症状，且痰量少。病变多位于上叶，体征为肺尖或锁骨下区轻度浊音和细湿啰音。X线检查可发现病灶，可有钙化。痰液内可查见抗酸杆菌。

（四）支气管肺癌

干性支气管扩张症以咯血为主，有时易误诊为肺癌。但肺癌多发生于40岁以上的男性吸烟患者，行胸部X线检查、纤维支气管镜检查、痰细胞学检查等可做出鉴别。

（五）先天性支气管囊肿

本病与支气管相通且合并感染时，可有发热、咳嗽、咳痰及反复咯血。X线检查和胸部CT检查可助于诊断，可见边缘整齐光滑、圆形或卵圆形的阴影，多位于上肺野或两肺弥漫性分布，有时可有液平，受累肺叶一般无明显的容积缩小或肺不张。

六、治疗

（一）病因治疗

针对基础病因进行治疗是治疗支气管扩张症的重要环节。如变应性支气管肺曲霉菌病可使用皮质激素治疗，寻常型免疫缺陷综合征可以定期补充丙种球蛋白治疗，弥漫性泛细支气管炎可使用大环内酯类药物治疗。

（二）对症及支持治疗

对症及支持治疗包括营养支持、康复治疗，显著低氧血症的患者给予氧疗。对于常见的咳痰、咯血和呼吸困难等症状，可以给予祛痰剂、止血治疗和支气管扩张剂治疗。临床常用的祛痰药：氯化铵、溴己新、氨溴索、乙酰半胱氨酸、羧甲司坦、桃金娘油等。对于呼吸困难或者气流阻塞的患者，可以使用β_2受体激动剂和抗胆碱能支气管扩张剂治疗。

（三）抗生素的应用

支气管扩张症的患者容易继发支气管慢性感染和反复急性加重。急性感染期应给予抗生素治疗，重症患者可选择静脉用药，轻度至中度患者可用口服制剂。如果没有既往的细菌学报告，初始治疗可选择阿莫西林或者克拉霉素（在青霉素敏感的患者中应用）。在铜绿假单胞菌定植的患者中，应当使用有抗铜绿假单胞菌活性的药物。通过痰培养及药物敏感检测来指导抗生素选择。

（四）抗炎症治疗

慢性气道炎症是支气管扩张症的重要发病机制之一。吸入皮质激素可能减轻气道炎症，改善痰液黏稠度和减少痰量，但目前无证据支持在支气管扩张症的患者中常规应用吸入糖皮质激素。大环内酯类药物具有抗炎作用，可以减轻气道黏液分泌，并且有助于破坏铜绿假单胞菌的生物膜。新一代大环内酯类药物，如阿奇霉素、克拉霉素和罗红霉素对于支气管扩张症有一定的疗效。

(五)体位引流和物理治疗

体位引流是改善痰液引流简单、有效的办法。根据支气管扩张部位选择不同的体位，原则是将病变部位抬高，引流支气管开口向下，使痰液排出。一般每次引流 15～30 分钟，每天 2～3 次，饭前空腹时进行。对于严重心脏疾病或者呼吸困难严重的患者不宜进行。可辅以祛痰药物，引流前给予支气管扩张剂或者盐水雾化吸入，有助于排痰。体位引流过程中，可辅以胸部叩击。

(六)手术治疗

手术治疗适用于局限性支气管扩张，经充分内科治疗仍然反复感染或者大咯血。反复咯血或者大咯血，也可以考虑支气管动脉造影及栓塞治疗。

(七)预防感染

儿童接种麻疹和百日咳，有助于减少支气管扩张症的发生。建议支气管扩张症的患者注射流感疫苗和肺炎球菌疫苗。含有多种常见呼吸道感染菌的患者口服疫苗(如泛福舒)可能有助于预防感染。

第六节　肺　不　张

任何原因引起的肺无气或肺内气量减少，伴有肺组织萎陷，肺体积缩小，称为肺不张。肺不张是由多种原因引起的病理形态学改变。假如肺组织尚未完全萎陷，则称之为肺膨胀不全。

一、病因

(一)阻塞性肺不张

阻塞性肺不张是引起肺不张最常见的直接原因，引起气道腔内阻塞的原因多因支气管肺癌或良性肿瘤，其次为支气管内膜结核，黏液痰栓或血块、误吸的异物、肉芽肿和结石等。

（二）压迫性肺不张

肺门、纵隔肿大的淋巴结、肺组织邻近的良性肿瘤或恶性肿瘤、血管瘤、心包积液等均可压迫引起肺不张。如胸腔内含有大量积液，积气可致肺组织被压缩而压迫性肺不张，但当胸腔积液或胸腔积气被抽出，不张的肺组织可复张。

（三）瘢痕性肺不张

本病由邻近肺组织发生病变后纤维化所致。肺组织非特异性炎症，引起支气管或肺组织结构破坏，支气管收缩狭窄，肺泡无气、皱缩，失去弹性，体积缩小，呈长期肺不张。如中叶综合征常为非特异性感染，导致肺不张的结果。

（四）肺表面活性物质减少引起的肺不张

急性呼吸窘迫综合征时肺表面活性物质减少，肺泡表面张力增高，导致肺泡萎陷。

（五）呼吸运动障碍引起的盘状肺不张

亚肺段不张在X线上所显示的一种特殊形态，与该肺部呼吸障碍或横膈运动减弱有关。在此基础上，即使少量分泌物也可引起亚肺段小支气管阻塞。

（六）胸壁病变引起的肺不张

外伤引起的多发性肋骨骨折，或因神经、呼吸肌麻痹无力引起的呼吸障碍，也常为肺不张的原因。多发生患侧肺下叶或呈盘状肺不张。

二、临床表现

（一）症状

症状轻重不一，取决于病因、肺不张部位或范围及有无并发症等。发病较急时，如一侧大叶肺不张，可有胸闷、气急、呼吸困难和干咳等症状。当合并感染时，可出现咳嗽、喘鸣、咯血、脓痰、畏寒和发热的症状。缓慢发生的肺不张或小面积的肺不张可无症状。

（二）体征

肺不张范围较大时，可有发绀，病变区叩诊浊音，呼吸音减低。吸气时，如果有少量空气进入肺不张区，可听到干、湿啰音。上叶肺不张因邻近气管，有时可听到支气管肺泡呼吸音。过大的心脏或动脉瘤压迫引起的肺不张往往可听到血管杂音。肺不张形成时间较长时，不张的肺体积缩小，余肺代偿性膨胀，因此叩诊不一定为浊音，有时可为过清音，呼吸音也不一定减弱。

三、辅助检查

（一）X 线检查

肺不张的 X 线表现有直接 X 线征象和间接 X 线征象 2 种。

1.肺不张的直接 X 线征象

(1)密度增高：不张的肺组织透亮度降低，呈均匀致密的毛玻璃状。

(2)体积缩小：肺不张时，可见到相应的肺叶体积缩小。

(3)形态、轮廓和位置的改变：叶段肺不张一般呈钝三角形，宽而钝的面朝向肋膈肌胸膜面，尖端指向肺门，有扇形，三角形、带形、圆形等。

2.肺不张的间接 X 线征象

(1)叶间裂向不张的肺一侧移位。

(2)肺纹理分布异常：由于肺体积缩小，病变区的支气管与血管纹理聚拢，而邻近肺代偿性膨胀，指使血管纹理稀疏，并向不张的肺叶弓形移位。

(3)肺门影缩小和消失，向不张的病侧移位或与肺不张的致密影像融合。

(4)纵隔、心脏、气管向患侧移位，有时健侧肺疝移向患侧，而出现纵隔疝。

(5)横膈升高，胸廓缩小，肋间隙变窄。

3.不同类型肺不张的 X 线表现

(1)一侧肺不张：一侧肺野密度均匀增高，体积缩小移至肺门。气管、纵隔及心脏移至肺门。气管、纵隔及心脏移至患侧，患侧横膈升高。胸廓塌陷，肋间隙变窄。而健侧呈代偿性肺气肿。

(2)右上叶肺不张：自肺门至肺尖呈致密的扇形阴影，如右上叶完全萎缩，则呈带状影紧贴于纵隔旁，同侧横膈上移。如肺癌所致，横裂可呈“S”状。

(3)左上叶肺不张：左上、中野呈大片状阴影，气管左移。主动脉结与左心缘模糊不清，左肺门上移。

(4)右中叶肺不张：后前位片，右侧肺门下部与心影间有密度增高影。右心缘不清楚，右侧位相示自肺门区向前、向下斜行的带状致密阴影。

(5)右下叶肺不张：右下叶向下、后、内侧萎陷。正位相可见尖端指向肺门呈三角形阴影。

(6)左下叶肺不张：可完全隐蔽在心影之后，上叶呈代偿性肺气肿表现。

(7)盘状肺不张：在肺内呈横行条索状致密影，长度为 2～6 cm。位于横膈上方，随呼吸上下移动，其发生与横膈运动减弱有关，原因有腹水、腹膜炎、腹部手术或膈下脓肿，肝大、脾大，使横膈抬高和膈肌活动减弱等。

（二）血常规检查

支气管哮喘患者或过敏性肺曲菌病患者的痰栓可引起肺不张，外周血嗜酸性粒细胞数量升高。肺不张远端继发炎症常伴中性粒细胞计数升高和红细胞沉降率增快。

（三）5-羟色胺测定

血清和尿液中5-羟色胺增高，有助于支气管类癌引起的肺不张诊断。

（四）微生物检查

痰的微生物学涂片和培养有助于鉴别细菌，真菌或结核感染引起的肺不张。痰的细胞学检查有助于肺癌的诊断。

（五）支气管肺泡灌洗

支气管肺泡灌洗的细胞学检查，有助于肺癌诊断。

（六）支气管镜检查

支气管镜检查对肺不张的病因诊断有较大的临床价值，镜下直视即可明确阻塞性病变部位，进行活检则可确定病变性质。

（七）纵隔镜检查

纵隔镜检查可发现纵隔肿块、肿大的淋巴结压迫支气管引起的肺不张。

（八）皮肤试验

皮肤试验常有助于病原学的诊断，例如结核菌素试验、真菌抗原的即刻反应皮肤试验等。

四、诊断

肺不张的诊断主要靠胸部影像学检查、病因，诊断需结合病史。由于痰栓或手术排痰困难所导致的肺不张，在临床密切观察下即可发现。

五、治疗

肺不张的治疗依其不同病因而采取不同的治疗手段。

（一）分泌物、异物、血块等引起的肺不张

支气管内的分泌物、异物、血块等，可应用导管吸引、支气管镜吸引等治疗方法。

1.痰栓所致的肺不张

痰栓所致的肺不张应有效地湿化呼吸道，配合体位引流、拍背、深呼吸，促使分泌物排出，促进肺叶扩张。如果无效，可行支气管镜下吸引。

2.异物引起的肺不张

异物引起的肺不张通过气管取出异物。

3.咯血血凝块引起的肺不张

咯血血凝块引起的肺不张除全身使用止血药物外，可行支气管镜检查，既可明确出血部位，也可进行治疗。发现无活动出血凝块可在轻柔操作下予以吸出，解除阻塞。对有活动出血者，可局部使用止血药物，可将肾上腺素、巴曲酶、凝血酶注入出血的肺段支气管或黏膜糜烂出血处。

(二)胸腹手术后发生的肺不张

鼓励患者咳嗽、深呼吸、协助定时翻身、拍背，即可预防也可用于肺不张的治疗。

(三)肿瘤引起的肺不张

肿瘤引起的肺不张可行化学药物治疗(简称化疗)、放射治疗(简称放疗)或手术切除。也可尽早放置气管内支架，预防肺不张的发生。气管内治疗方法有微波、激光、高频电刀、局部注药、氩等离子凝固和局部放疗等，激光治疗照射和血卟啉生物动力学治疗。

(四)肺不张合并感染

多种病因所致的肺不张易并发肺部感染，应及时应用抗生素治疗。

第四章

弥漫性肺部疾病

第一节　弥漫性泛细支气管炎

弥漫性泛细支气管炎(diffuse panbronchiolitis，DPB)是一种独立的小气道疾病，是以呼吸细支气管为主要区域的弥漫性炎性疾病。DPB是一个特异的临床疾病，一种鼻窦-支气管综合征，其特征为慢性鼻窦炎和支气管炎症。其主要临床表现为慢性咳嗽、咳痰和活动后呼吸困难，并可导致呼吸功能障碍。本病常有反复发作的肺部感染，并可诱发呼吸衰竭，多数患者预后不良。

一、病因

目前DPB的确切病因尚不明确。DPB可能与遗传、体质因素等有密切关系。

(1)鼻窦炎是一种遗传因素较强的疾病，DPB患者80%以上合并或既往有慢性鼻窦炎的病史。

(2)DPB的患者特异性很强，病例报告主要来自日本，韩国及中国。

(3)本病的发病有家族倾向。

(4)患者的HLABW54抗原的阳性率较高(68%)。

二、临床表现

本病通常起病隐袭，缓慢发病，常见的三大症状为咳嗽、咳痰及活动时气短。

(一)咳痰

早期咳无色或白色痰，痰量逐渐增多，变为脓痰。易并发铜绿假单胞菌感染，脓痰量增多。常为进行性的，最终可发生呼吸衰竭。

(二)肺部听诊

大部分有湿啰音，有时可闻及干啰音，约半数患者有2种啰音。啰音多为水泡音，以两下肺为主。啰音的密度越高，PaO_2越低。红霉素治疗后，啰音可减少。早期有低氧血症，伴有发绀及轻度杵状指的症状。

（三）慢性鼻炎症状

本病常有鼻塞、流脓性鼻涕、嗅觉减退的症状，必要时可摄鼻窦像或鼻镜检查。

三、辅助检查

（一）影像学检查

1.胸部X线检查

典型胸部X线片表现为弥漫性播散性的小结节影，边缘不清，主要分布于双肺底部，可因气体陷闭造成肺部充分过度。轻度支气管扩张常发生于中叶和舌叶，表现为双轨征。随着病情进展，可出现囊性病变或弥漫性支气管扩张。

胸部X线片特征为含气量增加所致的肺透亮度增强和两肺野弥漫性小结节状和粟粒样阴影。结节直径为2～5 mm，边缘不清，形状不规整。这种小结节的存在有别于支气管哮喘，慢性支气管炎和肺气肿。DPB的胸部X线表现共分5型。

（1）Ⅰ型：仅有含气量增加所致的肺透亮度增加而无小结节。

（2）Ⅱ型：除有含气量增加外，还可见小结节阴影，但仅限于1个肺叶。

（3）Ⅲ型：小结节阴影分布于全肺野。

（4）Ⅳ型：除有Ⅲ型改变外，两肺下野尚可见支气管充气和双轨状阴影。

（5）Ⅴ型：除有Ⅳ型改变外还可见大小不等的环形阴影。

2.胸部CT

胸部CT显示小结节或粟粒样阴影的特点，位置更加清晰。

（1）弥漫性小结节影和线状阴影，小叶中心性小颗粒状，肺小动脉逐渐分支变细，在其前端或其邻近可见小结节，宛如“小雪团挂在树枝上”的影像，而且与胸壁有少许间隔是其特点。CT上的圆形影常散在分布于胸膜至支气管和血管分支的末端以及叶中部区域。

（2）小支气管和细支气管扩张，表现为双轨状或小环形。以两肺下叶最明显，多呈弥漫性，近端细支气管常有扩张和增厚。治疗后小结节状阴影可消退。

（3）支气管壁增厚。

（4）本病常易合并中叶和舌叶肺不张。

（二）实验室检查

（1）常见白细胞计数增多，C反应蛋白和红细胞沉降率也增加。

(2)IgG 和 IgA 增加。

(3)类风湿关节炎试验常是阳性,有持续的冷凝集试验抬高。滴度通常升高4～16 倍。

(4)周围血中淋巴细胞 CD4/CD8 计数增加。

(5)肺功能为阻塞性损害,某些患者可伴有限制性通气障碍,但肺顺应性和弥散功能多在正常范围,血气分析显示低氧血症,晚期伴有高碳酸血症。本病可导致肺动脉高压和肺源性心脏病,最终将演变为慢性呼吸衰竭。

(6)痰量和痰液中细菌的检测:发病初期痰量少,反复呼吸道感染后,痰量每天可增至 100～200 mL。急性加重期检出细菌有铜绿假单胞菌、流感嗜血杆菌、肺炎链球菌和金黄色葡萄球菌等。

四、诊断

(一)病史

患者常有慢性鼻窦炎的病史,通常发生于 20～40 岁。慢性咳嗽和咳大量痰为常见并发症,见于发病初或患鼻窦炎之后的几年内,性别无明显差别。

(二)弥漫性泛细支气管炎的诊断标准

(1)临床症状:持续性咳嗽,咳痰及活动时气短。

(2)胸部听诊:断续性湿性啰音(多数为水泡音,有时伴有连续性干啰音或高调喘鸣音)。

(3)胸部 X 线:两肺弥漫散在的颗粒状阴影(常伴有肺过度膨胀,病情进展可见两下肺支气管扩张,有时伴有局灶性肺炎)。胸部 CT:小叶中心性颗粒状阴影。

(4)肺功能及血气分析:1 秒钟用力呼气容积占用力肺活量比值降低(70%以下)及低氧血症。病情进展可伴有肺活量下降,残气量增加,通常无肺弥散功能减低。

(5)血液检查:冷凝集效价增高(64 倍以上。)

(6)合并慢性鼻窦炎或有既往鼻窦炎病史(尽可能由 X 线照片确诊)。

满足上述主要临床表现(1)～(6)项者,即可做出临床诊断。病理组织学检查有助于对本病的确诊。但临床诊断的患者并不一定均具备 DPB 的病理组织改变。为了得到病理诊断,必要时可进行开胸或经支气管镜肺活检(TBLB)。

五、鉴别诊断

本病应注意与慢性支气管炎、闭塞性细支气管炎伴机化性肺炎(BOOP)、支气管扩张症、支气管哮喘和COPD进行鉴别诊断。

六、治疗

（一）治疗原则

无论痰培养结果如何，均首选红霉素，初期患者每天口服600 mg或400 mg，治疗6个月以上。病情发展的患者可使用2年以上，复发患者可再使用红霉素。

（二）其他大环内酯类抗生素

其他大环内酯类抗生素如克拉仙、罗红霉素与红霉素的疗效相同。对于感染症状明显，而红霉素治疗1个月无效者，可以应用克拉仙或罗红霉素。

（三）急性发作期的治疗

当有明显感染症状时，如发热、咳脓痰、痰量增多、红细胞沉降率增快、C反应蛋白阳性、血白细胞计数及中性粒细胞计数增加时，考虑到有铜绿假单胞菌感染的可能性时。应针对病原体及根据药物敏感试验结果选用抗生素，如第三、第四代头孢菌素，氨基糖苷类抗生素，新喹诺酮类和羧苄西林等。使用其他抗生素时，不停用红霉素。

（四）辅助疗法

辅助疗法包括口服祛痰剂及使用支气管扩张剂，如β受体激动剂等。有低氧血症时，使用氧疗，长期氧疗可提高患者的生活质量。

第二节　特发性肺间质纤维化

特发性肺间质纤维化（idiopathic pulmonary fibrosis，IPF）为不明原因的肺间质性疾病中最常见者，一般呈亚急性或慢性经过，临床上表现为进行性呼吸困难伴刺激性干咳，病情常持续进展，最后多死于呼吸衰竭和继发肺部感染。

一、病因

本病病因不明，多与自身免疫或遗传因素有关，病毒感染或药物可能为诱发因素。病理特征为弥漫性肺泡炎和间质纤维化，肺泡炎是决定疾病发生、发展及预后的关键因素，故又称隐匿性致纤维化肺泡炎。其基本病理类型为普通间质性肺炎。

二、临床表现

IPF 多见于 40 岁以上的成年人，男性稍多。随着对疾病认识及诊断技术的提高，发病率有上升趋势，国外发病率为 2/100 000～5/100 000。

(一)症状

1.进行性呼吸困难

进行性呼吸困难隐匿出现，多呈进行性发展，偶尔数年稳定不变。初为劳力性呼吸困难，重症者静息时也有症状。呼吸浅快，早期即有呼吸频率＞25 次/分，氧疗对症状缓解不明显。

2.咳嗽

咳嗽为刺激性干咳或咳少量白痰，可因劳力呼吸或用力呼吸而诱发。继发感染时可咳脓痰，血痰少见。

(二)体征

(1)在深吸气时，双肺可闻及浅表、粗糙而密集的爆裂音，分布广泛，以中、下肺及肺底为主，又称 Velcro 啰音，对诊断 IPE 具有一定的特征性。

(2)杵状指(趾)：在 IPF 中发生率最高，占 50%～85%。

(3)发绀：晚期可出现肺动脉高压、肺源性心脏病体征。

三、辅助检查

(一)胸部 X 线检查

1.常规胸部 X 线检查

常规胸部 X 线检查是诊断 IPF 的重要手段，但特异性不强，其结果与临床表现、肺功能改变、疾病的活动并不完全平行。早期患者的胸部 X 线片可正常。有 5%～10%的患者，尽管已有临床表现，但胸部 X 线片并无异常发现，肺泡炎在胸部 X 线片上呈磨玻璃样改变，间质纤维化为条索或网格状影，出现环形小囊性透亮区，称为蜂窝肺，为终末期改变。以上改变可混合出现，纵隔、肺门淋巴结与胸膜多不受累，偶可出现自发性气胸。

2.胸部 CT 与 HRCT

胸部 CT 与 HRCT 有助于早期发现病变，并确定病变部位、范围和程度，还可通过病变形态判断其类型。特征性改变为网格状和毛玻璃样，常有蜂窝样改变，以周边近胸膜处明显。

（二）肺功能检查

1.肺容量降低

肺容量降低：TLC、VC降低，MMEF、FEV_1/FVC%正常。

2.弥散功能障碍

弥散功能障碍：D_LCO%、DL/COVA下降。

3.通气弥散失衡

通气弥散失衡：PaO_2下降，$P(A\text{-}a)O_2$增大。

（三）放射性核素肺扫描

放射性核素肺扫描（^{67}Ga、^{99}Tc）显像，主要反映肺泡炎的程度和范围、通气与灌注比值及肺泡上皮通透性，敏感性较高、安全、无创，可做半定量分析。据认为可以反映病情的活跃程度及进展。

（四）支气管肺泡灌洗

支气管肺泡灌洗液中细胞总数增加，以巨噬细胞、中性粒细胞计数增加为主。中性粒细胞计数在急性期可增加5倍以上，部分有嗜酸性粒细胞数量增加，二者均代表对皮质激素不敏感的临床类型；少数以淋巴细胞计数增多为主，此种对激素反应较好。非细胞成分IgG、纤维连接蛋白、胶原酶、免疫复合物增加。

（五）实验室检查

实验室检查可发现多种免疫功能异常。

（1）免疫球蛋白如IgG、IgM、IgA等增高。

（2）自身免疫抗体如类风湿因子（14%～58%）、抗核抗体（7%～15%）、狼疮细胞（3%～9%）可为阳性。

（3）大部分患者红细胞沉降率增快。

（4）部分患者有血清谷草转氨酶、乳酸脱氢酶增高。

（5）偶有嗜酸性粒细胞计数增多及继发性红细胞增多症。

（六）肺活检

肺活检为确诊IPF的金标准。

四、诊断与鉴别诊断

（一）诊断

根据临床表现、胸部X线、典型肺功能改变和支气管肺泡灌洗可以做出初步诊断,确诊需依赖肺活检。

(二)鉴别诊断

本病应注意其他间质性肺疾病及各种心、肺疾病相鉴别。急性型应与肺炎、肺结核、肺水肿、肺癌淋巴管浸润、肺泡癌、多发性肺梗死相鉴别,亚急型与慢性型应与慢性心功能不全、肺结核、BOOP、结节病以及职业性肺疾病相鉴别。

五、治疗

(一)一般治疗

尽可能找出并去除致病因素。对症治疗包括吸氧、止咳、祛痰等,及时控制继发性肺部感染。

(二)皮质激素治疗

皮质激素治疗为主要治疗措施,但其疗效个体差异很大,15%～30%的患者症状有所改善,约40%的患者主观有效。皮质激素治疗对肺泡炎有效,但疗效短暂,不能逆转纤维化和改善患者预后。对IPF晚期病变患者或高龄患者不考虑应用皮质激素治疗。

治疗方案:泼尼松30～50 mg/d,病情稳定后在3～6周逐渐减量至2.5～10.0 mg,至少维持1年,如减量过程中病情反复,宜再次加大剂量以控制病情,若仍有效可维持治疗2年,部分患者可能需终身治疗。老年人、发绀、杵状指、低氧血症、胸部X线片示广泛纤维化或蜂窝肺,宜对症治疗、吸氧,不推荐糖皮质激素治疗。

皮质激素治疗2周后,若仍无确切有效的客观证据,应尽快减量或停用,或以维持剂量联合应用免疫抑制剂。

(三)免疫抑制剂

一般为细胞毒药物,皮质激素不能耐受、疗效差或无效者,可联用或改用此类药物。

(1)硫唑嘌呤:首选药物,提倡应用小剂量疗法(15 mg/周),疗程1年。

(2)环磷酰胺:50～150 mg/d口服或200～400 mg静脉推注,每周1～2次,总量8～12 g。

(3)环孢素A:每天5 mg/kg,疗程1年。

(4)其他:雷公藤多甙,每天10～20 mg,长期或间断使用;甲氨蝶呤,口服10 mg,每周1次。

(四)青霉胺

青霉胺可干扰胶原纤维分子间交联，抑制胶原合成或加速不溶性胶原转换为可溶性，也能抑制免疫反应。每天 1.5～1.8 g，每天 3～4 次口服，可同时服用维生素 B_6 预防神经炎。

(五)肺移植

IPF 是肺移植的适应证，有条件时可以考虑。

六、预防

大部分 IPF 病情持续进展，预后差，死亡率高。及时、足量皮质激素治疗虽可部分缓解病情，但从总体上尚不足以改变其自然病程与预后。急性型若未及时治疗，常在 6 个月内死亡。慢性型平均病程为 5～6 年，少数可存活 15～20 年。

第三节　非特异性间质性肺炎

非特异性间质性肺炎(nonspecific interstitial pneumonia，NSIP)是特发性间质性肺炎(IIP)的一种病理类型。目前多数学者认为，NSIP 代表一组独立的临床疾病类型，但仍有不同意见。NSIP 与寻常性间质性肺炎(UIP)比较最重要的区别是对皮质激素的治疗有反应及预后较好。

NSIP 是 Katzenstein 和 Fiorelli 提出的特发性间质性肺炎(IIP)的一个病理学类型。最初是因为有一部分患者在病理学上并不能按照 UIP、脱屑性间质性肺炎(DIP)或急性间质性肺炎(AIP)这 3 种类型来划分，故称之为“非特异性间质性肺炎”。后来发现这些患者有许多临床共性足以与其他类型 IIP 相区别，因而值得作为一个独立的临床-病理学实体来看待。

一、病因

本病尚无明确病因。

二、临床表现

NSIP 的临床症状与 IPF 无明显差别，大多数 NSIP 起病隐匿或呈亚急性。主要的主诉有干咳、活动后气喘、发热、皮疹的症状。

美国胸科学会与欧洲呼吸学会，新近发表的NSIP专家工作报告分析的67例患者临床特征：NSIP患者的发病年龄在46～73岁，男性22例，女性45例，非吸烟患者占69%。临床表现有干咳、活动后呼吸困难、发热、皮疹。Jegal等比较了131例IPF和48例NSIP的临床表现，发现NSIP患者的发病平均年龄低于IPF，NSIP女性多于男性，非吸烟患者多于IPF，起病到就诊平均时间低于IPF，NSIP患者以亚急性起病，而IPF多为慢性起病。NSIP和IPF患者的呼吸道症状如干咳和呼吸困难类似，但NSIP患者发热占32.3%，而IPF患者通常无发热；NSIP患者出现杵状指为9.7%，而IPF患者为65.6%。

三、诊断

(一)病史

NSIP的发病年龄以中老年为主，平均年龄52岁，多数在40岁以上，但也有20岁以下的发病者。起病方式相对呈亚急性，从出现症状到诊断很少超过1年。部分患者伴有可能与病因相关的因素如结缔组织病、有机灰尘吸入以及过去急性肺损伤史。

(二)临床表现

本病主要表现为咳嗽、呼吸困难和双下肺爆裂音。近1/3的患者有发热症状，但杵状指很少见。在合并结缔组织病的患者，肺部表现可先于其他系统的症状。

(三)实验室检查

(1)血气分析可能有低氧血症。

(2)肺功能检查为限制性通气功能障碍。

(3)胸部X线片为双肺弥漫性或片状分布的网状间质纹理增厚，伴不同程度磨玻璃样影，病变以外周部及双下肺明显。

(4)胸部高分辨CT所见为双肺磨玻璃样影，呈片状分布。更多见于胸膜下区域，常伴小片实变影；也可见到不规则线状影及牵引性支气管扩张；蜂窝样变很少见。

(5)支气管肺泡灌洗对NSIP没有提示意义，但有助于排除其他疾病如肿瘤、感染等。

(6)本病的最终确诊必须行外科(开胸或经胸腔镜)肺活检。经支气管镜肺活检(TBLB)所取得的标本不足以做出NSIP的病理学诊断。

NSIP肺活检的组织学特点：肺泡间隔增厚，内含有不同程度的炎症和纤维化，病灶可呈斑片状分布，但在时间上基本一致。不同部位的病变似乎都是由发生于一个狭窄的时间段内的损伤引起，并且共处于炎症-纤维化进程中的同一阶段；在同一标本上见不到UIP的新老病灶共存的现象。可根据肺活检所见的炎症与纤维化比例将患者分为3组。第1组为只有细胞性炎症而几乎没有纤维化者。第2组为炎症与纤维化并存者。第3组为以致密的间质胶原沉积为主而缺乏炎症及活动性纤维化表现者。但最新标准是把后2组统归为纤维化组。

四、鉴别诊断

NSIP是一种病理学分型，需要与UIP进行鉴别。UIP的病理学特点为病变在空间分布和时间(新旧程度)上都存在明显的异质性，正常肺组织与病变组织互相错杂，而且不同部位的病变新旧参差。在低倍镜下，不同视野所见病变可能截然不同：有些病灶处于活动性炎症期，有些处于明显纤维化期，还有一些则已呈蜂窝样改变，其间还夹杂着正常肺组织。另外可见“成纤维细胞灶”散布于上述各种病变之间。NSIP的特点为病灶在时间上基本一致，在同一标本上见不到UIP的新老病灶共存的现象，成纤维细胞灶也很少见。

五、治疗

NSIP治疗选用皮质激素联合一种免疫抑制剂，疗程至少6个月。然后根据患者症状、血气分析及肺功能的前后对比决定是否继续治疗。

(一)皮质激素

泼尼松0.5 mg/(kg・d)使用4周，然后减为0.25 mg/(kg・d)使用8周，继续以0.125 mg/(kg・d)或0.25 mg/kg隔天使用。

(二)免疫抑制剂

1.硫唑嘌呤

硫唑嘌呤由25～50 mg/d开始，每1～2周增加25 mg，直至2～3 mg/(kg・d)，最大量不超过150 mg/d。

2.环磷酰胺

环磷酰胺口服，由25～50 mg/d开始，每1～2周增加25 mg，直至2 mg/(kg・d)，最大量不超过150 mg/d。

第四节 急性间质性肺炎

一、病因

有限的病例资料提示，AIP 平均发病年龄为 50 岁，无性别差异，与吸烟无相关性，也没有明确的致病危险因素。AIP 的确切发病机制不清楚，目前认为肺内多形核中性粒细胞释放毒性氧物质和蛋白酶引起急性肺损伤。

二、病理特点

AIP 病理改变为弥漫性肺泡损伤，可分为急性期（也称渗出期）和机化期（也称增殖期）。但在同一标本中两期之间的病理表现常有交叉，与标本在具体病程中获得时间有关。

（一）渗出期

此期最显著的病理特点为肺泡腔内透明膜形成。早期肺泡隔的水肿和肺泡腔内出血，同时可见肺泡上皮和上皮基膜的损伤，炎性细胞进入肺泡腔内。在受损的肺泡壁上，可见Ⅱ型肺泡上皮细胞增生并替代Ⅰ型肺泡上皮，可见灶状分布的由脱落上皮细胞和纤维蛋白所构成的透明膜充填在肺泡腔内。另此期在肺泡腔内逐渐可见成纤维细胞成分，进而导致肺泡腔内纤维化。

（二）机化（增生）期

此期可有急性期和机化期交叉的病理表现，但此期最显著的病理特点为肺间质中的肌成纤维细胞增生，肺泡隔呈现纤维化并有显著的肺泡隔增厚，透明膜被吸收，肺泡修复，这些改变在 1/3 以上的患者中可成为主要病理特征。在 95% 的患者有急性肺损伤的其他表现，如内皮损伤、小动脉血栓形成和细支气管鳞状上皮化生等。在机化的形成过程中，偶尔可见类似机化性肺炎的组织学变化。机化期的晚期，残存的肺泡形状大小不一、呈裂隙状或异常扩张，最终导致肺结构破坏，扭曲，蜂窝肺形成。

三、临床表现

半数以上的患者突然发热、干咳，继发感染时可有脓痰；有胸闷、乏力、进行性加重的呼吸困难；可有发绀、喘鸣、胸部紧迫或束带感；很快出现杵状指（趾）。

双肺底可闻及散在的细捻发音。部分患者可发生自发性气胸。

四、辅助检查

(一)实验室检查

实验室检查不具有特异性。

(1)外周血白细胞计数可增高,少数有嗜酸性粒细胞数量轻度增高,红细胞计数和血红蛋白含量因缺氧而继发增高。

(2)红细胞沉降率多加快,血清蛋白电泳示 α_2 或 γ 球蛋白增高,IgG 和 IgM 常增高,IgA 较少增高。

(3)血气分析为呼吸衰竭Ⅰ型,偶见Ⅱ型。

(二)影像学检查

AIP 的胸部影像学表现与 ARDS 无差别。早期为中下野散在或广泛的点片状、斑片状阴影,难与支气管肺炎鉴别。以后可出现不对称的弥漫性网状、条索状及斑点状浸润性阴影,并扩展至中上肺野,尤以外带明显;但肺尖部病变少见,肺门淋巴结不大;偶见气胸及胸腔积液。胸部 CT 多为双肺小片状阴影、边缘模糊的磨玻璃样变、广泛分布的网状结节样阴影和实变影。

(三)病理检查

病理检查是较为特异性的诊断方法。早(渗出)期(肺损伤后约 1 周)有血管扩张、基质水肿、肺泡上皮增生和化生、肺泡腔正常或有少许蛋白性物质及炎症细胞;此时的肺泡间隔相对较薄、结构尚正常。随后,血管内皮细胞及肺泡上皮细胞受损、坏死和脱落;肺泡腔内形成均匀粉染的嗜酸性物质一透明膜。约 2 周时,弥漫性肺泡损伤进入晚(增殖或机化)期;肺泡间隔出现广泛增生的成纤维细胞和肌成纤维细胞,而胶原沉积却较少,肺泡间隔明显增宽。毛细血管被纤维组织替代;肺小动脉内膜增生、管壁增厚、有时可见机化的栓子。肺泡因纤维化和闭锁而减少,残存的肺泡形状不规则。Ⅰ型肺泡上皮细胞坏死,Ⅱ型上皮细胞增生。

五、诊断

临床诊断标准:①急性下呼吸道疾病,发病时间≤60 天;②影像学检查示双肺弥漫性浸润阴影;③肺活检示弥漫性、机化性或浸润性的肺泡损伤;④不存在任何已知的突发疾病或其他易感因素,如感染、系统性炎性反应综合征(systemic inflammatory response syndrome,SIRS)、污染环境或毒物接触史、结缔组织疾病和原先已有的间质性肺疾病;⑤既往胸部 X 线检查正常。

六、鉴别诊断

(一)慢性间质性肺炎

慢性间质性肺炎包括 UIP、DIP、NSIP 和继发于结缔组织疾病的肺间质病变，有些患者也会在慢性病程的任何阶段出现病情的急性加重。它们的共同特点是起病隐匿、病程较长，平均存活时间为 4～5 年；结缔组织病还有各自的临床表现。患者多表现为进行性的胸闷、气短。胸部 CT 可见蜂窝影或网状影，胸膜下弓形线状影及支气管扩张。其组织学的共同特点是在纤维化区域内多为成熟的胶原纤维束，而活化的成纤维细胞很少出现，甚至没有。

(二)ARDS

本病的组织学特征为肺间质水肿和弥漫性肺泡损伤，故两者在临床表现和组织上均难以鉴别。但 ARDS 多有原发病及明确的病因，所以病史的采集在此起决定性作用。

(三)隐源性机化性肺炎(cryptogenic organizing pneumonia，COP)

本病起病较急，但进展缓慢。胸部 X 线片上双肺多发性斑片影在病程中常有明显的游走。胸部 CT 可见片状或结节状分布的较强的密度增高区，不见血管影像，其边缘区域有“气状征”。病理特点是阻塞性细支气管炎，有肉芽组织堵塞于扩大的小气道内，有时延伸至肺泡管；肺泡壁及间隔有以单核细胞为主的浸润；这些改变多局限于次小叶范围。影像及病理学的病变区和正常区界限分明，与 AIP 的弥散分布不同。

七、治疗

AIP 是一种具有潜在逆转可能的急性肺损伤性疾病，如果早期及时治疗可完全康复。本病对肾上腺皮质激素反应尚好，而且应该早期、大量和长期地运用。用法：泼尼松 40～80 mg/d，持续 3 个月，病情稳定后可逐渐减量，维持时间视病情发展而定，但疗程不宜短于 1 年。如果减量时病情复发加重，应当重新加大剂量以控制病情。如果病情凶险，可使用冲击疗法：静脉注射甲泼尼龙500～1 000 mg/d，持续 3～5 天；病情稳定后再改为口服。此外，还可考虑联合用药如甲泼尼龙 250 mg/d＋环磷酰胺 1 500 mg/d＋长春新碱 2 mg。

急速恶化的呼吸功能衰竭往往是主要的致命因素，所以机械通气通常是必需的。在机械通气时加用一定水平的 PEEP，将有助于克服肺泡的塌陷，减轻纤维化的产生。

第五章

肺部肿瘤

第一节　支气管、肺良性肿瘤

支气管、肺良性肿瘤是生长在气管、支气管和肺实质内的真性肿瘤，包括支气管腺瘤、支气管乳头状瘤、平滑肌瘤、支气管软骨瘤、肺纤维瘤、脂肪瘤、肺良性透明细胞瘤等。瘤样病变包括先天性或感染等因素引起的，临床上酷似肿瘤的病变，如肺错构瘤、肺炎性假瘤、肺硬化性血管瘤、肺假性淋巴瘤等。支气管、肺良性肿瘤及瘤样病变较肺癌及结核少见，但国内屡有报道。

一、支气管乳头状瘤

支气管乳头状瘤是发生在支气管上的良性肿瘤。单发或多发，极少见，可能与慢性炎症有关。多发生在支气管的近端，呈息肉状突出于气管腔内，有短蒂附着于支气管壁。若生长在远端支气管或终末细支气管，可蔓延至临界的肺泡腔。

（一）诊断要点

1.临床表现

肿瘤阻塞支气管者可引起周围性肺不张、阻塞性肺炎，并可形成空洞和支气管扩张。临床主要有咳嗽、咯血、哮喘的症状，可反复发作。位于细支气管及肺泡管深部的多发性乳头状瘤常呈多个结节状改变。若有空洞形成，可类似囊状支气管扩张。

2.辅助检查

支气管镜检查可发现病变，活组织病理检查可确诊。

（二）治疗

肿瘤生长于较大支气管壁者，可通过纤维支气管镜电刀摘除或激光切除；若并发肺不张或支气管扩张,可手术切除。

二、支气管平滑肌瘤

支气管平滑肌瘤是起源于支气管平滑肌的良性肿瘤,较少见。肿瘤向支气管内生长,形成灰白色圆形结节,有完整的包膜,底部有短蒂。

(一)诊断要点

1.临床表现

由于肿瘤向管内生长,常有干咳,局部可有哮鸣音,黏膜溃疡时有咯血,肺部感染时可有咳痰、发热的症状,完全阻塞支气管时可有肺不张。

2.辅助检查

纤维支气管镜检查,常发现表面光滑的圆形结节,咳嗽时上下活动。

(二)鉴别诊断

本病需与支气管腺瘤相鉴别。支气管镜取活组织病理检查可明确诊断。

(三)治疗

手术切除为本病治疗手段。

三、支气管软骨瘤

支气管软骨瘤是从支气管壁软骨生长的罕见的良性肿瘤。外观呈椭圆形,光滑分叶状,质地较坚硬,包膜透明、无蒂,呈息肉样突出于支气管内。镜检肿瘤含玻璃样软骨及少量弹力纤维。

(一)诊断要点

肿瘤生长缓慢,临床症状多不明显,肿瘤长大阻塞支气管,影响分泌物排出时可造成远端阻塞和继发感染。

X线检查和纤支镜检不易与恶性肿瘤区分。组织学上需与错构瘤区别。

(二)治疗

纤维支气管镜不易钳取组织,多主张采取支气管袖状切除。

四、肺纤维瘤

肺纤维瘤是肺部极为少见的良性肿瘤,可发生在气管、支气管壁或外周肺组织。肿瘤质地坚硬,无包膜,与邻近的血管和支气管不相连接。病理学检查可见肿块边界清楚、整齐、无包膜,由不规则排列的胶原束和纺锤状纤维细胞构成。

（一）诊断要点

患者多无症状，常在X线检查时发现，表现为边缘整齐的圆形致密阴影。也可引起阻塞性肺炎、肺不张。病理检查才能确诊。

（二）治疗

手术切除是本病的根治方法。

五、肺良性透明细胞瘤

肺良性透明细胞瘤是肺部罕见的良性肿瘤。肿瘤光滑、圆形、无包膜，不与支气管、大的肺血管相连，无坏死或出血。

（一）诊断要点

本病多发生在30～70岁，可见于任何年龄。无明显症状或仅有支气管阻塞征。

胸部X线片可见肺内孤立性结节，直径为1.5～6.5 cm，多呈圆形，密度较高，多在肺的外周部。

（二）治疗

因本病难以在症状、体征、X线上与肺癌区别，故主张手术切除，多无复发，预后良好。

六、肺错构瘤

肺错构瘤是正常肺组织因胚胎发育异常形成瘤样畸形，是最常见的良性肿瘤。占肺内球形病灶的8%～14%，占肺良性肿瘤的40%以上。病因尚不清楚。多数学者认为错构瘤并非真正肿瘤，属先天畸形，也有学者认为其发生与正常组织增生、炎症有关。几乎所有的肺错构瘤均起源于细支气管的结缔组织，主要由软骨构成，还含有上皮、纤维结缔组织、平滑肌和脂肪等，有时也含有骨。

（一）诊断要点

1.临床表现

男性发病率为女性的2～4倍，常发现于40岁左右。肿瘤生长缓慢，病程长。患者多无症状，极少数患者可阻塞支气管或刺激局部黏膜感受器，出现咳嗽、咳痰、咯血、胸痛、发热等症状。

2.辅助检查

X线表现为圆形或椭圆形，有分叶、边缘光滑、密度增高的单个结节，周围无浸润，肿瘤内可见钙化点，多在中心而且分布均匀。中心型肺错构瘤纤维支气管镜检查，可见叶支气管或段支气管肿瘤突向管腔，表面黏膜正常，质地较硬，活检时易滑动，不易获取标本。

（二）鉴别诊断

钙化点是与其他恶性肿瘤鉴别诊断的根据。胸部 X 线表现呈典型的“爆米花样钙化”，尤其是吸烟者，为排除肺部恶性肿瘤，应考虑手术切除病灶行组织学检查。

（三）治疗

手术切除是唯一治疗方法。诊断明确的老年人也可不手术切除，目前尚无恶变病例报道。

七、肺炎性假瘤

肺炎性假瘤是较少见的肺内炎症增生性肉芽肿病变。病因尚不清楚，很可能是肺部细菌或病毒感染后，引起的非特异性炎症病变的慢性化，进而局限为瘤样肿块。炎症假瘤常表现为单个孤立性病灶，呈球形或椭圆形，直径多在 3 cm 左右，与周围肺组织分界清楚，有时可见到假包膜，中等硬度。病理组织学表现复杂，含有多种炎症细胞和间质细胞，并有许多血管成分。不同患者，甚至同一患者的不同部分切片或视野组织结构和组织成分有很大差别。

（一）诊断要点

1.临床表现

炎性假瘤可发生在任何年龄，多数在 40 岁以下，男女比例无明显差异。部分患者有呼吸道感染病史，对诊断有帮助。少数患者有呼吸道感染症状，如间歇性咳嗽、咳白色泡沫痰、低热、咳痰带血等。半数以上的患者无症状，仅在 X 线检查时发现。一般病程较长，达数月甚至数年。

2.辅助检查

X 线检查表现为单发、圆形或椭圆形、密度均匀，边缘清楚的阴影，无分叶、毛刺及肺门淋巴结肿大等，偶见透亮区或钙化灶。多位于肺周边部，可累及胸膜。对靠近胸壁的肿块可经皮肺穿刺活检，有辅助诊断价值。

（二）鉴别诊断

本病需与肺癌、良性肿瘤和结核病相鉴别。

(三)治疗

本病在术前确诊较困难,手术切除是首选方法,既可明确诊断,又不延误病情。原则上最大限度地保留正常肺组织。手术切除者预后良好。

八、肺畸胎瘤

肺畸胎瘤多见于前纵隔,而原发于肺内者十分罕见。可能是迷走的胚性组织沿支气管下行,为肺胚基包绕形成的肿瘤。肺畸胎瘤位于肺实质内或支气管腔内,多为圆形实质性或囊性肿块,大小不等。支气管腔内畸胎瘤体积小,有蒂与管壁相连。肿瘤有包膜,表面光滑,可有分叶。囊性畸胎瘤的腔内充满皮脂、胶胨样物,浅黄色或棕色,腔壁厚薄不一,可与支气管相通,有结节向腔内突出。组织学检查可见含有 3 个胚层发生的组织。

(一)诊断要点

发病年龄多在 30 岁以上,男女比例数相近。一般无咯血、胸痛、乏力、消瘦等症状。多因感染而就诊。可有杵状指(趾),X 线检查多为继发性病变的表现,如肺脓肿、支气管扩张、肺不张等。

(二)治疗

畸胎瘤应手术切除,一般预后良好。

第二节　肺　　癌

肺癌为原发于支气管、肺的癌。多数均起源于各级支气管黏膜上皮,源于支气管腺体或肺泡上皮细胞者较少,因而肺癌实变为支气管源性癌。

一、病因

肺癌的发生与下列因素有关。

(1)吸烟:肺癌患者中 3/4 的患者有重度吸烟,吸烟者比不吸烟者的肺癌发病率高 10～13 倍。被动吸烟者得肺癌危险度也高。

(2)环境污染:包括大环境及室内微小环境。

(3)职业致癌:已确认的致癌物质有铬、镍、砷、铍、石棉、煤烟、煤焦油、芥子气、二氯甲基醚及电离辐射。推测的致癌物质有丙烯、氯乙烯、镉、二氯化硅等。

(4)慢性肺部疾病:慢性支气管炎、肺结核、弥漫性肺间质纤维化、硬皮病等与肺癌危险度有显著关系。

(5)遗传因素也已越来越受到重视。部分肺癌患者可能具有一定的潜在血缘遗传性。

二、临床表现

(一)原发肿瘤局部生长引起的症状

肺癌患者最常见的症状有咳嗽、咯血、呼吸困难、胸痛等。咳嗽多为阵发性、刺激性干咳或者咳少量痰。只有少数分泌性的细支气管肺泡癌患者会产生大量痰液。原有慢性支气管炎的患者,长期慢性咳嗽、咳痰,可能出现咳嗽习惯改变。

由于肿瘤组织血运比较丰富,肿瘤侵蚀小血管或组织坏死导致少量出血或渗血,可以表现为痰中带血丝。出血量较大时可以出现咯血,很少情况下肿瘤侵破大血管,会导致大量咯血,出血速度快或者量大者因血凝块阻塞气道,可以导致窒息死亡。约20%的肺癌患者可能出现咯血,一般不严重,但这是一个重要的具有提示性的症状,应立即考虑到恶性肿瘤的可能性。胸部X线检查可能发现阴影,如果未发现,应该行CT、气管镜、痰细胞学等检查,如果仍不能发现,应密切随诊。

肿瘤在支气管内生长比较容易引起阻塞性肺炎。很多阻塞性肺炎是无菌性的,引起肺实变的炎症反应是分泌物潴留导致的。然而,继发的感染则可导致发热,需要积极治疗。高危人群出现肺炎,尤其是肺炎反复发作者,应该进行痰细胞学检查,并做进一步的诊断性检查。局部支气管狭窄的另一种征象是活动时出现呼吸困难,严重时甚至在休息时出现,这时往往伴有局限性的喘息音,X线检查见单侧肺气肿,这时需要做进一步检查以排除气管癌或主支气管癌。

肺癌患者的胸痛多数情况,与肿瘤累及纵隔、胸膜或胸壁有关。疼痛的性质多为钝痛,可与呼吸运动相关联。特殊情况,如肺上沟癌侵犯臂丛神经,可引发剧烈疼痛。

应该注意的是肺癌需要与肺结核进行鉴别,尤其是陈旧性结核复发,有时可导致诊断困难和延误。

(二)原发肿瘤在胸腔内局部侵犯的症状体征

肺癌在胸腔内生长,其原发灶或者转移的淋巴结直接挤压、侵犯胸壁或纵隔结构,从而产生了一系列的症状、体征。常见情况包括锁骨上淋巴结肿大、上腔静脉压迫综合征、膈神经和喉神经受侵,以及侵犯大血管、食管、气管、椎体和心脏等。

1.肺上沟瘤、Pancoast 综合征和 Horner 综合征

位于胸廓入口处肺上叶顶部的肿瘤，邻近肺上沟，称为肺上沟瘤，绝大多数肺上沟瘤是非小细胞肺癌。由于发生部位特殊，肺上沟瘤的临床表现很有特点，Pancoast 等最早对其疾病特征进行了详细描述，故又称为 Pancoast 瘤。相应的临床表现称为 Pancoast 综合征，其主要表现是持续性的 C_8 和 T_1、T_2 神经干分布区域的疼痛，以及 Horner 综合征。引起 Pancoast 综合征最常见的原因是肺癌，其他恶性肿瘤或炎症、感染性疾病都是少见原因。

由于胸廓入口狭窄，随着肿瘤的发展可直接侵犯一个或多个以下结构：前臂丛的低支、肋间神经、星状神经节、交感神经链、邻近的肋骨和椎体。最早的临床表现是肩部和肩胛骨椎体缘的疼痛，以后疼痛扩展到手臂，放射到肘部，沿着尺神经分布（T_1 神经根受侵），接着到前臂的尺侧面皮肤和环指（C_8 的皮肤分布区）。手附属肌肉的萎缩、无力，肱三头肌反射消失。当肿瘤侵犯到交感神经和星状神经节，在面部同侧可以出现 Horner 综合征（眼球内陷、瞳孔收缩、眼睑下垂、无汗）。如果邻近的骨骼受侵犯，则使得疼痛更加严重。如果椎管和脊髓受侵犯，则可引起脊椎压迫综合征的症状和体征。

2.上腔静脉综合征

上腔静脉长为 6～8 cm，起自左右无名静脉到达右心房，引流来自头颈、上肢、上胸腔回到心脏的静脉血，管壁薄，压力低。它位于中纵隔，周围结构有胸骨、气管、右支气管、主动脉、肺动脉、肺门周围和气管旁淋巴结。中纵隔的一些占位性疾病可以压迫和侵犯上腔静脉，引起血流量减少或完全梗阻。

上腔静脉综合征是一种临床综合征，原因是上腔静脉的梗阻或者严重的血流量减少。临床表现为头面、颈部、上胸壁、上肢水肿和静脉怒张，头痛。严重者可以发生咽喉水肿，发生缓慢者可形成广泛的侧支循环，前倾或卧位时症状加重。这些情况下，血管内血栓形成是经常出现的并发症。目前肺癌是发生上腔静脉综合征的最主要原因，约占 70%。因为肿瘤位于纵隔，上腔静脉压迫综合征也可以伴发其他症状，如吞咽困难、声音嘶哑，及大气道梗阻引起的呼吸困难。

上腔静脉综合征的严重性与梗阻发生的速度和侧支循环建立的速度相关，梗阻越快，症状越重。返回心脏的侧支循环主要通过以下 4 条途径：①奇静脉系统，包括奇静脉、半奇静脉、肋间静脉；②内乳静脉系统和上下腹壁静脉的次级联络分支；③胸壁静脉系统与椎静脉的联络分支；④胸壁静脉系统与股静脉的联络分支。如果没有气管受压和气道塌陷，上腔静脉压迫综合征很少发生肿瘤急症，

大多数患者有足够的时间获得病因学诊断,决定治疗。对于与肺癌相关的上腔静脉压迫综合征,化疗和放疗是减轻症状的有效方法,置入支架缓解更加迅速。

3.喉返神经和膈神经麻痹

喉返神经受到原发肿瘤或主动脉弓周围的转移淋巴结压迫、侵犯,可引起声音嘶哑。声音嘶哑在整个疾病过程中,并不是常见的症状,但具有相当显著的特异性。喉返神经麻痹可导致吸气困难与咳嗽、咳痰困难也有关。少数情况下会出现吞咽困难,并且与食物的形态(固体或液体)无关,因为喉返神经支配近端食管和环形肌。

肿瘤也可侵犯膈神经,引起半边膈肌局部麻痹或全麻痹。临床上,对于呼吸储备功能好的患者可以无症状,对于呼吸处于代偿状态的患者,在运动时甚至休息时就可能出现呼吸困难。X线检查显示半膈抬高,吸气动作显示半膈反常运动可以明确诊断。

4.胸壁受侵

胸壁受侵是指肺癌直接侵犯到胸腔、椎体、横膈以及肺上沟周围的解剖结构。胸腔和椎体受侵犯引起受侵区域的疼痛,通常为钝痛,可以持续数分钟到数小时。膈肌中央腱受侵犯可以引起同侧肩痛。肺上沟肿瘤引起特征性的Pancoast综合征,如前所述。

5.胸膜受侵

胸膜受侵可以引起疼痛、呼吸困难、咳嗽,偶尔可引起自发性气胸,但最常见、最重要的症状则是胸腔积液。肺癌是形成恶性胸腔积液的主要原因。15%的肺癌患者在初诊时有胸腔积液,而在疾病发展的过程中至少有50%的患者随着疾病的发展将出现胸腔积液。肺癌患者出现胸腔积液多数情况下预示着疾病通过外科手术已不可治愈。

肺癌引起胸腔积液的机制可能有以下两种。

(1)直接机制:①胸膜受侵,引起胸膜的渗出增加;②胸膜转移受侵引起淋巴管阻塞,胸腔液体回流受阻;③纵隔淋巴结受侵也可引起胸腔液体回流受阻;④胸导管破坏导致乳糜胸;⑤大的支气管阻塞,肺不张,胸腔内静脉压下降,增加了液体形成;⑥心包渗出可以增加全身循环和肺循环的静水压。

(2)间接机制:①低蛋白血症;②阻塞性肺炎;③肺栓塞;④放射治疗(简称放疗)后改变。

6.心脏受侵

肺癌可以侵犯心包和心脏,可能的途径有:①肿瘤细胞沿淋巴管逆行迁移;

②血源性播散;③肿瘤直接侵犯。

心脏周围肿瘤侵犯可表现为心包积液、心脏压塞或限制性心包炎。恶性心包积液经常无症状,经由影像学检查或尸检发现。当心包积液量较多时,最常见的临床表现为心律失常、窦性心动过速或心房颤动、充血性心力衰竭、心脏压塞,X线检查显示心脏阴影增大。与心脏周围侵犯相比,心肌侵犯更无症状,一般只在尸检时发现,偶尔在外科手术中发现。

心脏超声是确诊心包积液最主要的手段,也用于恶性心包积液的定量测量,评价对循环动力学的影响,特别是当出现心脏压塞或限制性心包炎时。恶性心包积液伴有轻度血流动力学改变的可以保守治疗,仔细监测,当确定组织学诊断后治疗原发病。心脏压塞和血流动力学明显异常时,需要经皮心包穿刺抽液。

7.食管受侵

肺癌患者常见食管移位、变形,这可能与原发肿瘤或者转移淋巴结的挤压有关。变形、移位不一定引起梗阻症状和吞咽困难。左主支气管的原发肿瘤最容易侵犯食管,引起梗阻的可能性更大,表现为吞咽困难,少见情况是支气管食管瘘,吞咽和吸气时诱发咳嗽。

(三)由于原发肿瘤远处胸腔外播散引起的症状和体征

肺癌在早期即可发生血源性播散。可转移到任何器官或系统,发病时约有1/3的患者出现远处转移。小细胞肺癌较非小细胞肺癌更易出现转移,后者依次是腺癌、大细胞肺癌、鳞状细胞癌(简称鳞癌)。远处转移最常见的部位有脑、骨、肝、脊柱、肾上腺等,相应的会出现与这些部位相关的症状。①脑转移可以出现颅内压升高和神经缺损的症状和体征;②骨转移的症状包括疼痛和病理性骨折;③肝转移可以出现发热、生化异常、疼痛,全身症状包括厌食、虚弱、消瘦;④脊柱和相邻的硬脊膜转移表现为脊髓压迫症状;⑤肾上腺转移在临床上一般无症状。

(四)全身症状和副癌综合征

1.肺癌相关的非特异性全身症状

至少20%的晚期肿瘤患者中,厌食引起的消瘦、恶病质、全身不适会导致一般状态变差。一般认为肿瘤坏死因子α和其他有关的细胞因子参与了这种导致一般组织消耗的过程。晚期肺癌的患者出现这些症状,对生活质量造成不良影响,需要积极治疗,改善患者的一般状态。

2.肺癌相关的副癌综合征

副癌综合征是对恶性肿瘤患者出现的一组症状或体征的概括,与原发肿瘤和远处转移的局部影响无关。这些症状的主要发生机制是由于一些异位产生的具有激素活性的肽类蛋白。另外免疫学机制也有参与，还有一些机制至今也未完全了解。副癌综合征实际上可以影响到全身的每一个器官，有时还预示着肿瘤的出现或复发。熟悉这些症状或体征，对于肺癌的早期发现和对病情变化的分析均有重要价值。

(1)异位 Cushing 综合征：肿瘤患者中有 10%～30% 出现 Cushing 综合征，其中大多数是肺癌，原因是异位产生了促肾上腺皮质激素(adrenocorticotropic hormone，ACTH)。正常人类的肺内能产生少量母化合物，被切割成一些分子，其中就包括前 ACTH 和 ACTH。在肺的恶性肿瘤中，由于产生母化合物的基因过表达，以致异位产生的 ACTH 达到了临床活性水平，出现相应的症状，这最常见于小细胞肺癌和类癌。临床上，异位 Cushing 综合征与传统 Cushing 综合征的表现有所不同，可能是因为还伴随了恶性肿瘤的表现，主要表现有体重丢失、外周水肿、近端肌病、满月脸、困倦、意识混乱、压抑。低钾血症、碱中毒、高血糖是最常见的生化异常。如果发现 24 小时尿游离氢化可的松水平升高，血浆氢化可的松水平升高，血浆 ACTH 水平高，且接受高剂量地塞米松抑制试验不下降，异位 Cushing 综合征的诊断就可以明确。伴有异位 Cushing 综合征的肺癌患者预后不良，对化疗敏感性下降，化疗相关并发症发生率增加，包括严重的机会感染，而对肿瘤的有效治疗可以改善这些患者的临床症状。

(2)抗利尿激素综合征：生理性的抗利尿激素(antidiuretic hormone，ADH)由下丘脑和垂体后叶产生，其作用是保持细胞外液的稳态。在肺癌中，异常抗利尿激素综合征最常见于小细胞肺癌，异位分泌出具有临床活性水平的 ADH，表现为低钠血症和异常的尿钠排泄。当低钠血症足够严重时，可出现如精神状态改变、意识混乱、无欲、昏迷等临床表现，如果低钠血症和血浆渗透压下降共存，并伴有反常的尿渗透压高，尿钠持续排泄，异常抗利尿激素综合征的诊断就可以确立。此综合征在小细胞肺癌化疗后可以缓解，但肿瘤复发时可能再次出现。

(3)高钙血症：肺癌患者中接近 1% 的患者可检测到高钙血症，但是可能有 40% 的患者在疾病发展过程中的某个阶段会发生高钙血症。肿瘤患者的高钙血症是由于溶骨性骨破坏和异位分泌的激素造成的。激素性的高钙血症是最常见的肺癌副癌综合征，主要见于鳞癌，与肿瘤产生的甲状旁腺素相关肽的异常分泌有关，该肽具有甲状旁腺素样的活性。临床表现为脱水、疲倦、兴奋、易怒、意识混乱、头痛、困倦、无欲、昏迷的症状，类似于脑转移。另外，腹痛、厌食、恶心、呕吐与异位激素的胃肠道影响有关。有时高钙血症引起的低钾性碱中毒可以损害肾小管。一些患者在行肺癌根治性切除术后，高钙血症可以缓解。

(4)类癌综合征：主要出现在小细胞或未分化肺癌中。肿瘤分泌 5-羟色胺或 5-复合胺，可以在尿中检测到高水平的 5-羟基吲哚乙酸。临床特点是暴发性腹泻、皮肤发红、心动过速、厌食、体重下降，类似胃肠道和肺的类癌。类癌综合征的出现，常伴随着多发肝转移。

(5)副癌神经综合征：该综合征可以影响神经系统的任何部分，既包括中枢神经系统，又包括支配横纹肌的神经末梢，出现一系列临床症状。这些症状可以在肺癌出现临床症状和胸部 X 线检查出现改变之前就充分表现出来，也可以在原发肿瘤的临床过程中独立出现。多数副癌神经综合征可能与原发肿瘤拥有共同的自身免疫机制，肺癌和受累神经具有共同的抗原，成为自身抗体的作用靶点。近些年，在副癌神经综合征的患者中已鉴别出一些自身抗体，能够识别脑、脊髓、神经节中神经细胞的胞浆和核抗原。在一些亚急性的外周感觉神经疾病和副癌脑膜炎中，副癌神经综合征与特异性的自身抗核抗体之间有联系。针对视网膜抗原的自身抗体与肿瘤相关的视网膜疾病有关系。小细胞肺癌是与这些综合征有关的最常见类型。通过对自身免疫介导的副癌神经综合征的研究，表明清除抗体(血浆置换)和特异性细胞毒药物抑制免疫均不能影响这种神经疾病的临床过程。可能因为这种损害是迅速而不可逆的或者自身抗体产自神经组织局部，血浆置换不能将其清除。

(6)皮肤副癌综合征：肺癌与各种皮肤副癌综合征有关。①获得性多毛症，表现为细汗毛在身体被覆毛发的部位过度生长；②Bazex 病，在手掌和足底的过度角化，红斑、瘙痒和鳞片样改变；③旋形红斑，大理石样的旋形红斑和薄的覆盖躯干、腋窝、腹股沟的鳞片；④Leser-Trelat 综合征，特点是突然出现大量高色素的角化症；⑤黑棘皮病，双侧对称的过度角化和高色素皮肤，经常发生在皱褶和其他少有发生的部位。皮肤副癌综合征可以在肺癌诊断的同时、之后、之前发生，或在复发时发生。它们是可能发生癌症的信号，认识它们是早期发现癌症的重要手段，发生者预示预后不良。

(7)凝血和造血系统：肺癌发展过程中会有一些造血系统的异常表现，包括正常细胞性贫血、小细胞低色素性贫血、中性粒细胞计数和淋巴细胞计数减少、类白血病反应、嗜酸性粒细胞肺浸润、血小板增多症、血小板缺乏和紫癜。

迁移性血栓性静脉炎和血栓性疾病在肺癌患者中有详细的文献记录。迁移性血栓性静脉炎可以累及任何血管，包括不常见部位，对抗凝治疗似乎不起作用。偶然地，伴有肺栓塞。

血栓性非细菌性心包炎少见，是晚期肺癌的表现，主要累及左侧心室的瓣膜，在脑或其他器官发生栓塞。

(8)副癌类风湿综合征：肺癌可偶然发生各种类风湿综合征，包括皮炎、多肌炎、多发性关节炎。副癌类风湿综合征可以同时、先后、提前于肺癌诊断或复发时发生。

(9)继发的增殖性骨关节病：特点是手指畸形，主要沿着四肢长骨的骨膜下新骨形成关节炎。手指变形可以是独立的临床表现。增殖性骨关节病是肺癌中最常见的副癌综合征，常见于鳞癌和腺癌，极少见于小细胞肺癌。末梢足趾的足底垫和甲床局部新生血管的形成与手指变形有关。局部新生血管的形成和增殖与血小板引起的内皮活化和局部循环生长因子的产生有关，如血小板衍生生长因子。关节表现有关节痛、关节炎的症状，常涉及膝盖、踝骨、腕部。单纯畸形通常无症状。X 线检查可见长骨骨膜增厚，软组织肿胀。

三、辅助检查

(一)影像学检查

正侧位胸部 X 线平片、配合支气管体层像、CT 或螺旋 CT 及低剂量螺旋 CT，当不能分辨胸内淋巴结或血管阴影时，可行胸部 MRI。

(二)脱落细胞学检查

脱落细胞学检查由气管深处咳出的痰，标本新鲜，送检应 6 次以上。

(三)支气管镜检查

支气管镜检查可直接窥视气管及支气管内新肿物，经活检做病理检查及毛刷细胞学诊断。也可行经支气管镜肺活检术(transbronchial lung biopsy，TBLB)；经支气管镜针吸活检术(transbronchial needle aspiration，TBNA)。了解隆突、纵隔及肺门区淋巴结或肿物进行穿刺活检，有利于肺癌诊断分期；或经支气管镜行病变部位灌洗，查灌洗液瘤细胞及肿瘤标志物监测。

(四)其他检查

经皮肺活检、经纵隔镜及电视胸腔镜活检、锁骨上肿大淋巴结及胸膜活检、超声引导下，行肺病灶、转移灶针吸或活检，均可取得病变部组织进行病理检查。必要时可剖胸探察。

(五)核素闪烁显像

骨 γ 闪烁显像了解有无骨转移。有条件者可行正电子发射断层显像

(PET),FDG-PET 可作为肺癌的定性诊断,当 FDG 的标准摄入比值 SUR>2.5,以恶性病变可能性大,并可了解全身转移情况。

(六)癌标志物的检测

癌标志物的检测:组织多肽抗原、癌胚抗原、鳞癌抗原、细胞角蛋白、神经特异性烯醇化酶、胃泌肽等。

四、诊断

(一)详细询问病史

凡年龄 40 岁以上,长期吸烟者,患有慢性呼吸道疾病、具有肿瘤家族史及致癌职业接触史者的高危人群,应特别注意。

(1)呼吸道症状:如不明原因的刺激性咳嗽、隐约胸痛、血丝痰、呼吸困难、胸闷、发热等;原有慢性肺疾病者要了解近期症状有无加重,如经治疗持续 2~3 周不愈;肺结核患者经正规抗结核治疗无效,病灶有增大;反复发作同一部位肺炎等;均应考虑排除肺癌可能。

(2)询问肺癌的肺外表现。

(3)了解转移症状。①肿瘤胸内蔓延:如胸痛、呼吸困难、胸闷、声音嘶哑、上腔静脉阻塞、膈肌麻痹、食管受压、心包积液、胸腔积液等症状。②远处转移:锁骨上、颈部等部位淋巴结肿大;中枢神经系统转移症状,如偏瘫、癫痫发作;脊髓束受压迫,如肩背痛、下肢无力、膀胱或肠道功能失调;肝转移时有肝大及肝区疼痛。

(二)体检

(1)注意中心气道不完全阻塞时,可产生单侧局限性哮鸣音或哮吼音,在呼气及吸气相均可存在,以梗死部位听诊最为明显。当中心气道阻塞严重时,可有明显吸气性呼气困难。

(2)仔细检查颈、锁骨及腋下转移淋巴结。

(3)如发生 pancoast 时,可有 Horner 综合征,同侧瞳孔缩小、上眼睑下垂、眼球内陷、额部汗少,伴同侧肩关节、上肢内侧疼痛及感觉异常。

(4)注意检查中枢神经系统转移,上腔静脉压迫,胸腔及心包积液、肝、骨、皮肤转移体征。

(5)肺癌肺外表现:杵状指、肥大性骨关节病、内分泌紊乱体征及神经肌肉综合征。

(三)类型和分期

1.类型

在光镜下,肺癌可以分为非小细胞肺癌和小细胞肺癌 2 类。非小细胞肺癌又可分为鳞状细胞癌、腺癌和大细胞癌。

肺鳞状细胞癌是一种显示角化和细胞间桥的恶性上皮肿瘤,约占肺癌的40%,与吸烟有密切关系。肺腺癌是具有腺样分化或有肿瘤细胞产生黏液产物的恶性肿瘤,其生长方式可分为腺泡状、乳头状、细支气管肺泡状、具有黏液形成的实性巢以及上述生长方式的混合形式。肺腺癌占肺癌的 20%~30%。大细胞肺癌也称为未分化大细胞肺癌,它是一种缺乏小细胞肺癌、腺癌或鳞状细胞肿瘤细胞分化特点的未分化恶性上皮细胞癌,此型肺癌约占肺癌的 15%。在光镜下,大细胞肺癌无肯定的鳞状细胞癌或腺癌的分化特征。小细胞肺癌是由小细胞组成的恶性上皮性肿瘤,此型肺癌约占 20%。

2.分期

TNM 分期系统是基于肿瘤受侵犯的解剖范围,即详细描述原发肿瘤的范围大小,是否存在区域淋巴结或远处淋巴结的转移及远处脏器的转移。为了速记类型即对原发肿瘤、受累淋巴结和远处转移灶的描述,使用最多的字母即 T、N、M,分别代表肿瘤、淋巴结和转移,后缀数字用来确定疾病的范围。即字母"T"代表原发肿瘤,后缀数字的描述是肿瘤的大小和(或)受侵部位的增加。字母"N"代表区域淋巴结,后缀数字描述的是淋巴结转移与否和转移的程度。字母"M"代表远处转移,后缀数字表示是否存在远处部位的转移。TNM 系统将肺癌分成几个期别并进一步分出亚组,其与制订治疗方案及预后有关。

肺癌的分期,目前临床广泛采用国际抗癌联盟(UICC)和国际肺癌研究会(IASLC)公布的第 8 版肺癌 TNM 分期系统。在 TNM 分期中,结合了有关肿瘤、附近淋巴结和远处器官转移的信息,有助于评估病情、制订治疗策略和预测生存期。依据 TNM 分期标准,临床上又将肺癌划为 5 个临床分期:肺癌原位期(0 期)、肺癌早期(ⅠA、ⅠB 期)、肺癌中期(ⅡA、ⅡB 期)、肺癌局部晚期(ⅢA、ⅢB、ⅢC 期)、肺癌晚期(Ⅳ期)。

由于绝大部分小细胞肺癌患者在诊断时已是Ⅲ、Ⅳ期,故 TNM 分期系统在小细胞肺癌中的价值不如非小细胞肺癌。美国退伍军人管理局肺癌研究组(VALG)对小细胞肺癌制订了比较简便的分期:局限期和广泛期。局限期定义病变局限于一侧胸腔、纵隔、前斜角肌及锁骨上淋巴结,可被包括于单个可耐受的放射野里,但不能有明显的上腔静脉压迫、声带麻痹和胸腔积液;广泛期定义为超过局限期的病变。这种分期方法简单实用,已被临床广泛采用。

五、鉴别诊断

(一)中心型肺癌的鉴别

1.支气管内膜结核

本病有明显结核中毒症状、病程较长。胸部 CT 显示,病变范围较广,可有多个支气管受累。支气管狭窄与扩张相间,支气管内径狭窄和阻塞,而外径不增大,局部无包块。病变可呈结节性及空洞形成。痰抗酸菌呈阳性,纤维支气管镜病理显示结核改变,毛刷涂片抗酸菌阳性。

2.肺门淋巴结核

本病多见于儿童和青少年,多数患者有发热等中毒症状,结核菌素试验阳性,抗结核治疗有效。有个别患者抗结核治疗 3 个月,体温未能得到控制,应积极想法取得组织病理学、细菌学诊断。

3.气管、支气管良性肿瘤

本病如支气管腺瘤(支气管类癌、腺样囊性癌和黏液表皮样癌)、支气管平滑肌瘤、软骨瘤、脂肪瘤、错构瘤、透明细胞瘤、化学感受器瘤、支气管乳头状瘤等。最后,诊断有赖于纤维支气管镜病理活检。

4.纵隔肿瘤及囊肿有时应与纵隔型肺癌鉴别

确定性质时,首先应从肿瘤的部位来推测,如上纵隔肿瘤常见于胸腺肿瘤、主动脉瘤、胸骨后甲状腺。前纵隔为皮样囊肿;中纵隔为心包囊肿、支气管囊肿、恶性淋巴瘤;后纵隔为神经源性肿瘤、脂肪瘤、膈疝及食管病变。胸部 CT 扫描是非常重要方法,其可了解病灶与纵隔邻近器官的关系、肿瘤密度、钙化等。增强 CT 显示主动脉瘤与主动脉一致增强。淋巴瘤病灶对称,呈双侧性肺门纵隔淋巴结肿大,明显发热全身症状,病情发展快。

(二)周围型肺癌的鉴别

1.肺脓肿

肺脓肿起病急,中毒症状严重,如寒战、高热、咳嗽、咯大量脓臭痰。胸部 X 线片呈密度均匀的大片状阴影,伴有薄壁空洞,壁厚<3 mm,空洞多呈中央性,液平多见;而癌性空洞壁厚>3 mm,空洞外壁不规则,或呈分叶状,内缘不光整呈结节状,空洞多数呈偏心性。

2.浸润型肺结核

多数结核患者有结核中毒症状，如低热、盗汗、乏力等，病灶一般好发于肺上叶尖段、后段和下叶背段。如为结核球，一般边界清，可有包膜，病灶内密度高，含有钙化，长期观察变化不大，周围有纤维结节病灶，即卫星灶，有向肺门引流增厚的支气管影。

3.粟粒型肺结核

本病应与弥漫性细支气管肺泡癌鉴别。粟粒型肺结核患者年轻，有发热、全身中毒症状。X 线片显示病灶细小、分布均匀、密度较淡的粟粒样结节。但确诊必须有组织学或细菌学诊断。

4.肺部真菌感染

肺部真菌感染在肺中外带可形成单个或多个结节，结节大小不一，其边缘形成毛玻璃样改变，称为环征或晕圈征。多个结节可融合成肿块，肿块密度可以均匀或不均匀，边有浅分叶，也可有晕圈征，当病灶中心发生坏死，可产生空洞。为确诊本病，病原体培养或组织病理检查是必需的。

5.炎性假瘤

本病一般病程较长，数月至数年。X 线检查：炎性假瘤常表现为肿物密度较高而均匀，边缘清楚，无分叶，轮廓完整呈球形阴影，约钱币大小；偶有钙化及空洞，无肺门，纵隔淋巴结肿大。

6.肺肉瘤

肺肉瘤多数发生于肺周边，1/3 患者的瘤体较大，直径达 10 cm 以上，肿物呈分叶状，边缘光整，周边少见毛刺，瘤体内可发生坏死，形成厚壁空洞。

7.淋巴瘤样肉芽肿

本病为系统性血管浸润性和血管中心坏死性肉芽肿病，浸润细胞为小淋巴细胞、浆细胞、组织细胞及非典型淋巴细胞。胸部 X 线片显示双肺周边有结节或肿块病变，病变也可累及胸膜，产生胸腔积液。

六、治疗

（一）非小细胞肺癌（NSCLC）

1. Ⅰ期

Ⅰ期患者首先考虑根治性手术，术后通常不需化学治疗（简称化疗）或放疗。不能耐受手术或不愿意接受手术者，可应用 60 Gy± 剂量进行根治性放疗。放疗不能达到完全缓解（complete response，CR）者，可再行化疗，以预防复发和转移。

2.Ⅱ期

Ⅱ期首先考虑手术治疗。如果肺功能允许，最好选择肺叶甚至累及的全肺切除，以预防复发和转移。术后是否需要化疗，主要根据是否切净肿瘤和有无淋巴结转移来决定。如切缘未尽、细胞分化程度低、有脉管癌栓，以及有肺门多个淋巴结转移或瘤细胞已突破淋巴结包膜，术后可酌情考虑放疗和(或)6周期左右化疗。不能耐受手术或不愿意接受手术者，可应用60 Gy±剂量进行根治性放疗。放疗不能达到CR者，可结合化疗以预防复发和转移。

3.Ⅲ期

(1)Ⅲa期：可手术者，应考虑手术为主，术后辅以6周期左右化疗及±放疗的治疗方案。肿瘤较大和侵犯范围较广(如T_3N_2)，估计手术难以切净者，也可考虑术前化疗2～3周期(新辅助化疗)，再行肺叶或全肺切除，术后辅以化疗±放疗的治疗方案。但考虑全肺切除，尤其是右全肺切除时要慎重，因为切除较多有功能的肺组织易发生呼吸衰竭。术前进行新辅助化疗可缩小病灶，为手术创造机会，同时也可清除微转移灶，减少术后复发和转移。但可增加手术难度，甚至增加术中死亡率和术后并发症。

不可手术者，但能耐受放化疗的患者。可选择化疗(2周期)-放疗(60 Gy)-化疗(4周期左右)的序贯治疗方案；也可考虑2周期化疗后进行同步放化疗，有利于增加缓解率和疗效，但可合并食管炎和放射性肺炎等并发症。不能耐受化疗者，可给予根治性放疗。放疗剂量通常为60 Gy，或根据效益风险比来决定。

(2)Ⅲb期：可耐受放疗、化疗，且愿意接受者。可选择化疗-放疗-化疗的序贯治疗方案；也可考虑1周期化疗后进行同步放化疗。不能耐受化疗者，可考虑根治性放疗。放化疗均不能耐受者，可给予免疫治疗和中医治疗。

4.Ⅳ期

Ⅳ期以化疗为主，辅以姑息性放疗。全身状况差、无法耐受放化疗者，可选择免疫和中药治疗。多发转移，可耐受化疗者，可先给予2周期的化疗。对治疗呈稳定反应者，可再给予4～6周期化疗。对治疗反应差，病情恶化者，可采取免疫、中医治疗及姑息支持治疗，以达到延缓肿瘤生长和转移，提高生命质量和延缓生存期的目的。

孤立转移者，如原发灶为单个、不大、能被切除，可考虑切除原发灶或转移灶。

(二)小细胞肺癌(SCLC)

治疗原则应根据SCLC的分期，采取化疗、放疗或辅以手术治疗，以期达到控制肿瘤生长，甚至预防复发和转移的目的。

1.局限型

肿瘤局限，无肺门，纵隔和远处转移，相当于Ⅰ期 NSCLC 者，可选择手术，术后给予适当化疗。心肺功能差或不可手术者，可采取化疗—放疗—化疗序贯治疗或同步放化疗。

局限型中，病变超过上述范围，有锁骨上和前斜角肌淋巴结转移，但肿瘤局限于一侧胸腔内，无明显上腔静脉压迫，声带麻痹和胸腔积液者，可化疗 2 周期后再行放疗。化疗后肿瘤已局限，相当于Ⅰ期 NSCLC 者，可考虑手术。但仍有锁骨上淋巴结转移者，不适合手术。术后结合化疗和放疗，可减少局部复发，也可考虑同步放疗、化疗，并给予免疫治疗和中药治疗。

2.广泛型

对病变超过上述局限型范围的广泛型患者，可采用化疗为主，放疗为辅的综合治疗。化疗合并放疗可提高缓解率，并降低复发率。可先给予 2～3 周期全身化疗，肿瘤局限后再考虑放疗，然后根据肿瘤的控制情况和患者对化疗的耐受能力给予 6 周期左右的化疗。

（三）并发症和转移的综合治疗

1.气管和主支气管阻塞

有气管和主支气管阻塞者可经支气管镜局部治疗，或放置内支架后外放疗和（或）后装内放疗。

2.恶性胸腔积液

有恶性胸腔积液者可给予胸腔穿刺抽液，注入化疗药物、免疫功能调节剂或胸腔封闭治疗。

3.颅脑转移

有颅脑转移者，如果原发灶已控制，脑内转移只是单个病灶，可考虑手术治疗后全颅放疗或全颅放疗后结合 γ 刀治疗。对于多发或弥漫转移者，可采用全颅放疗。如果脑转移合并其他部位转移或肺原发灶未控制者，可考虑全颅放疗结合化疗。

4.心包转移

心包转移引起明显的心脏压塞症状时，可心包穿刺放液，也可在抽液后注入化疗药物（剂量是胸腔用量的 1/3）。

5.腔静脉阻塞综合征

腔静脉阻塞综合征者可给予脱水药、糖皮质激素、放疗和化疗，也可考虑放置上腔静脉内支架治疗。

6.骨转移

外放疗是治疗肺癌骨转移的有效方法。此外，也可选择双磷酸盐或降钙素等阻止骨溶解的药物，并产生止痛效果。

7.肝转移

肝转移可选用介入治疗、放疗和其他局部（如酒精和射频）处理。

第三节 肺转移癌

肺转移癌是指人体任何部位的恶性肿瘤经血液循环、淋巴系统和直接浸润转移到肺部的肿瘤，是恶性肿瘤的晚期表现。肺脏是恶性肿瘤常见的转移部位之一，30%～40%的患者恶性肿瘤发生肺转移，转移发生的频率和数目与患者的病变进展和特定肿瘤的自然病程有关。转移到肺部的常见恶性肿瘤是黑色素瘤、乳腺癌、甲状腺癌、绒癌、睾丸癌和骨肉瘤。

一、临床表现

肺转移癌可产生多种症状。转移至气道黏膜可出现咳嗽、咯血；阻塞气道发生喘鸣、阻塞性肺炎、叶或段肺不张及呼吸困难。气道转移最常见于乳腺癌、黑色素瘤和其他通过血源性播散的肿瘤，单纯气道转移而无肺实质的转移十分罕见。通过血道播散或淋巴道转移到肺实质的肿瘤往往无症状，只有当病变严重时才有呼吸困难、胸部紧束感、咳嗽，侵及胸膜时有胸痛和胸腔积液。原发于纵隔的肺转移癌经常出现纵隔肿瘤的症状，如胸部受压或紧束感，喉返神经受侵引起声音嘶哑，上腔静脉受压产生颈面部和上肢充血水肿，气道和食管被压出现吞咽困难、喘憋，心脏压塞产生胸痛及胸闷等症状。

对疑有肿瘤肺转移者应进行详尽的体检，以判断肿瘤的原发部位，获取组织标本，对潜在性转移灶如淋巴结和其他部位的转移做出诊断。胸腔积液、心包积液、部分或整个气道阻塞的体征对临床大有帮助；上腔静脉梗阻综合征往往是在物理检查基础上的临床诊断；直接或间接喉镜检查能显示或证实声带麻痹，声音嘶哑的患者说明有原发肿瘤肺转移。对肿瘤肺转移者的检查还应包括直肠指检、骨盆和乳房的详细检查。

二、辅助检查

(一)胸部 X 线检查

肺转移癌在胸部 X 线片上可出现多种异常,如胸腔积液、肺实质肿块、阻塞性肺炎、叶段肺不张、肺门和纵隔肿块等。淋巴管转移出现特征性地从肺门和纵隔肿大淋巴结向外周放射的线条状肺间质纹理,肺实质转移表现为边缘光滑、境界清楚的结节或肿块,含空洞肿块、偶见有钙化肿块。根据影像学特征,可将肺转移癌分为 7 种类型:粟粒微小结节型、多发结节团块型、单发结节型、炎症型、肺门纵隔型、肺-胸膜转移型、癌性淋巴管炎型。

(二)胸部 CT

肺转移癌在 CT 上有多种表现,大部分没有特异性,最常见的是大小不等的球形病灶。当影像学有肺部肿块的表现时,CT 对查明胸外原发灶或判断胸内病灶起源及范围发挥重要作用,CT 可用于判断是否存在肺实质转移、肺内单发病灶的性质、估测外科手术后肺内转移的情况,CT 还有助于放疗计划的制订。在胸部转移瘤的评价方面,CT 明显优于核磁共振。

(三)正电子发射断层显像

正电子发射断层显像(positron emission tomography,PET),PET 显像空间分辨率可达 6 mm。PET 可用于以下情况:对 CT 显示有结节但性质未定者进行评估,尤其是既往肺内无病灶者;对纵隔淋巴结转移的判断;出现肺内转移后,胸外恶性隐匿性原发灶的确定;对体内复发病灶和其他部位转移的估测。

(四)MRI

对肺转移的常规评价 MRI 不占优势。但 MRI 对估计大血管和纵隔是否受侵具有一定的价值,矢状位和冠状位图像对了解血管、胸壁和臂丛神经有独到之处。

(五)痰脱落细胞检查

该方法阳性率远不如原发性肺癌,对空腔、支气管内和癌性淋巴管转移常采用痰脱落细胞检查。

(六)血清肿瘤标志物检测

肿瘤标志物主要包括有甲胎蛋白、癌胚抗原、绒毛膜促性腺激素、降钙素、神经元特异性烯醇化酶、鳞状细胞相关抗原、CA 系列,并至少随诊 3 年。

(七)支气管镜检查

对肺部病变还可用通过支气管镜活检、刷检、支气管肺泡灌洗等方法,其敏感性优于脱落细胞检查。

(八)经皮肺活检

对肺内单发的较大肿块,可采用经皮肺活检。

(九)开胸手术

虽然不是常规手术,但随着外科手术的进展,开胸手术的危险性已极大降低,必要的手术有益于诊断和治疗。

三、诊断与鉴别诊断

(一)诊断

结合患者原发疾病病史、临床表现及辅助检查结果,可以明确诊断。

(二)鉴别诊断

肺转移瘤应与原发于肺内的实体瘤、原发于肺内的淋巴瘤或淋巴增殖性疾病、炎症性肉芽肿(组织胞浆菌病、球孢子菌病、结核)、肺脓肿、寄生虫(肺吸虫病、包虫囊、丝虫病)、动-静脉畸形、Wegener 肉芽肿、类风湿结节、结节病、良性肿瘤(错构瘤、乳头状瘤病)、机会感染(曲霉菌病、奴卡菌病、隐球菌病)相鉴别。

四、治疗

(一)外科治疗

随着外科技术的进步、麻醉和支持治疗手段的改善以及对肿瘤研究的进展,外科手术切除肺转移癌的适应证在不断扩展,但由于手术的并发症和肺实质损失所限制,手术较适用于孤立肺转移灶。肺转移手术的适应证:原发灶可获得控制;患者可耐受手术;其他部位无转移病变;影像学未显示肺部广泛病灶;其他治疗方法疗效欠佳。此外,如需提供组织学诊断、了解化疗对残余病灶的治疗效果、缓解症状、减少瘤负荷、获取肿瘤组织进行标志物、免疫组化和肿瘤疫苗,研究时也可酌情考虑全部或部分手术切除。

(二)化学治疗

化疗可治愈肿瘤发生肺内转移,应采用积极方案治疗。这类肿瘤包括睾丸和卵巢胚胎细胞瘤、神经母细胞瘤、妊娠期绒毛膜肿瘤、霍奇金淋巴瘤和非霍奇金淋巴瘤、骨肉瘤。

(三)放射治疗

放疗虽然不能明显改善生存率,但对某些发生在肺内特殊部位的肿瘤而言,是一种有效的局部治疗方法。另外,放射治疗对缓解出血、阻塞等症状有效。对放射治疗敏感的肿瘤包括精原细胞瘤、恶性淋巴瘤、未分化胚胎细胞癌、Ewing瘤、未分化癌(包括鳞癌和腺癌)等。

(四)激素治疗

激素治疗与内分泌有关的肿瘤,如乳腺癌、前列腺癌激素有效。乳腺癌用于雌激素受体阳性者有效率达62%,若联合三苯氧胺,有效率可达81%;前列腺癌用于雌激素和抗雄性激素类药物有效。

(五)免疫治疗

免疫治疗对恶性皮肤黑色素瘤和肾细胞癌有较好的治疗效果。

第六章

结核病防控

第一节　结核病流行病学

结核病在人群中发生传播、蔓延及转归的过程形成了结核病的流行过程。与其他传染病相同，结核病的流行也需要具备 3 个基本要素，即传染源、传播途径和易感人群。当这 3 个要素同时存在时，就会出现结核病在人群中的传播蔓延。另外，结核病还受外界自然因素和社会因素的影响，这些因素通过促进或抑制流行病过程中的各个环节，增强或阻断结核病在人群中的流行。

一、传染源

结核分枝杆菌（mycobacterium tuberculosis，MTB）是结核病的病原体，结核病的传染源是排菌的肺结核患者。当其咳嗽、打喷嚏或大声说话时，肺内 MTB 随呼吸道分泌物排出到空气中，被健康人吸入后发生感染，形成潜伏病灶或发生结核病。1 名传染源每年能传染 10～15 人。细菌病理学研究证明，结核病并非一发病就具有传染性，排出 MTB 只是结核病进展过程中的一个特定阶段，只有在病变组织破坏，病灶与外界相通时才能排出 MTB。结核病传染源主要传染危险期是开始治疗之前，尤其是未被发现的排菌者。传染源是构成结核病传播流行 3 个环节中的主要环节，有效的治疗可以迅速减少或者消除患者的传染性。因此治疗是消灭传染源强有力的武器，控制结核病，首先要消灭传染源。

结核病是人畜共患病。许多哺乳动物如牛、猪、猫、狗、鹿、猴等都可以罹患结核病。人和这些动物经常接触，既可将自身的结核病传播给所饲养的动物，也可被患有结核病的动物所传染。

二、传播途径

呼吸道传播是肺结核的主要传播途径，飞沫传播为最常见的方式。飞沫核

<10 μm 时，可被吸入呼吸道，健康人可因吸入患者咳嗽、打喷嚏时喷出的带菌飞沫而受到感染。传播的次要途径是经消化道进入体内，饮用未经消毒的带有牛型结核分枝杆菌的牛乳可能引起肠道感染。少量、毒力弱的 MTB 多能被人体免疫防御机制杀灭，只有受到大量、毒力强的 MTB 侵袭而机体免疫力降低时才会导致发病。

(一)飞沫

飞沫传播指人在咳嗽、打喷嚏或说话时向空气中排出大量的飞沫，直径>100 μm的飞沫。随即落地，大量较小的飞沫在空气中悬浮，水分蒸发后成为悬浮于空气中的微滴核，直径为 1～10 μm 的飞沫核在空气中可较长时间悬浮，并可扩散至数米外。

(二)再生气溶胶

历史上曾认为结核病的呼吸道传播主要是尘埃传播。在微滴核传染理论被确认后，认为只有微滴核才能传播 MTB，尘埃中的菌块随空气飘落、干燥形成单个细菌，在日光直接或间接照射下活力降低，难以使人体被感染或即使感染人体，其形成的病变也较轻，易于自愈或治愈。

(三)消化道

结核病的消化道传播多由饮用未经消毒的含牛型结核分枝杆菌的牛乳引起，人消化道对结核分枝杆菌有较强抵抗力，结核分枝杆菌进入胃内，已被胃酸杀灭，但若大量结核分枝杆菌进入，则有可能被感染。

三、易感人群

人群普遍易感。特别是未经过 MTB 自然感染，也未接种过卡介苗者。即便接种了卡介苗，仍无法阻止 MTB 的入侵和继发性肺结核的发生。因此，人群普遍易感。

MTB 进入人体后可在体内繁殖，繁殖周期为 10～20 小时，1 条结核分枝杆菌在体内繁殖 1 周可达 128 条菌，繁殖 20 天将超过 1 000 000 条菌，体内的大量 MTB 将使人体患病，引起机体免疫与变态反应。

入侵机体的 MTB 数量、毒力以及人体免疫系统完整性、变态反应强弱等决定了人体感染 MTB 后是否发病。人体免疫系统缺陷、细菌量大毒力强时，结核病易于发生、恶化；反之，仅仅感染，不易发病。即使发病也较轻，易治愈。机体变态反应的强弱对继发性结核病的影响很大。变态反应强时容易发生干酪样坏死和空洞等病变。一般感染者一生中发病的概率为5%～10%，且感染后1～2年发病机会较高。

四、结核病发病的影响因素

(一)性别

尽管有研究表明女性感染MTB后发展为结核病的进程较男性更快，但无论是前瞻性研究还是常规结核病登记报告，均显示男性的结核病发病风险显著高于女性。

男性较女性有更高的结核病发病风险，可以从生物(生理学)和社会学2个角度解释。从生物(生理学)角度来说，不同性别人群的免疫反应有差异，雌性激素对免疫系统有益，而雄激素具有免疫抑制性。从社会学角度来说，主要可归于因男女分工不同，男性社会活动更为广泛，导致其具有更高的暴露风险；同时，男性更易具有包括吸烟和酗酒在内的不良生活习惯，重体力劳动者也多为男性，这些因素增加了男性暴露后感染和感染后发病的概率。

(二)年龄

已有明确证据表明，随着年龄的增长，结核病的发病风险显著升高。印度结核病研究中心的队列研究结果显示，在调整了性别因素后，结核病发病风险随年龄增长呈线性升高的趋势，与0～4岁组相比，各年龄组的调整相对危险度从1.7上升至10.8。其原因可能是随年龄增长，免疫功能趋于衰退；同时，酗酒和吸烟以及负性生活事件发生的概率也更大；此外，基础疾病(继发感染)的发病概率也随年龄增长而上升，这也在一定程度上增加了结核病的发病风险。

同时也有研究证实，0～4岁和青春期也是肺结核发病的高发年龄。在波多黎各对82 269名结核菌素皮肤试验阳性的儿童进行长达20年的随访研究发现，婴幼儿的发病率最高，其次是16～20岁。儿童感染MTB往往是近期感染，由于其免疫系统发育尚不完善，更易进展为结核病。而青春期主要为学生人群，卡介苗保护力随年龄增长减退；同时学习强度大，当学习紧张、营养不良、缺乏锻炼等内外因素共同影响时，易患结核病。

(三)遗传因素

感染人群中仅有1/10的人发病，提示个体差异可能与结核病易感性相关。Stead等进行的经典流行病学研究，首先证实了遗传因素在结核病发病中的作用。该研究发现，在25 000名结核菌素试验阴性、生活环境和生活方式非常相似的疗养院人群中，黑人的 MTB 感染率是白人的 2 倍多，认为结核病遗传易感性在不同人种中存在差异。此外，有关双生子方面的研究发现，同卵双生子同时或先后发生结核病的概率远远大于异卵双生子，说明即使在同一种族中，遗传因素也是影响结核病易感性的主要因素。

(四) HIV 感染

大量研究显示，HIV 感染是结核病发病的明确危险因素，与 HIV 阴性者相比，HIV 阳性者发生肺结核的相对危险度为 26.7。尽管 MTB 与 HIV 双重感染在各个国家和地区发生率不尽相同，但各地 HIV 感染者和(或)AIDS 患者中的肺结核发病率均高于当地普通人群。在 HIV 高流行地区，HIV 感染可增加结核病发病。坦桑尼亚利用国家监测数据进行的研究显示，在 HIV 流行率达到 10% 的地区，40%的涂阳肺结核患者发病可归因于 HIV 感染。

HIV 感染使结核病发病风险升高的机制：HIV 具有破坏人体免疫系统的能力，可使循环系统中 $CD4^+$ 细胞功能降低，细胞因子 *IL-2*、*IFN-α* 生成减少，导致细胞对 MTB 抗原应答能力严重受限，尤其是使巨噬细胞抑制 MTB 生长的能力下降，造成 MTB 感染。另一个重要原因是免疫缺陷可导致机体病灶内处于休眠状态的 MTB 复燃，或机体再次受 MTB 感染后形成新的感染灶，也可迅速发展为结核病。

(五) 营养不良

结核病和一系列的营养素缺乏有关，包括蛋白质-热量不足，维生素 A、维生素 D、维生素 C、维生素 E 和锌、硒缺乏等。然而，这些证据多来自横断面研究，因果推断依据较差。营养与结核病关联的队列研究多以体质指数(body mass index, BMI)作为衡量营养状态的指标。有研究显示，在 BMI 处于正常范围时，结核病发病率与 BMI 之间具有高度一致的线性关系，BMI 每降低一个单位，结核病的发病风险增加 13.8%。但该研究同时也指出，BMI 处于极大值或极小值时这一规律是否适用，还需要更多的研究来证实。

营养不良导致结核病发病的危险增加，其机制为微量元素和常量元素缺乏对细胞介导的免疫反应产生了负面影响，使其消灭 MTB 的能力下降。有研究发现，脂肪组织可抑制 MTB 复制，这在一定程度上间接说明了高 BMI 可降低结核病发病的风险。

(六) 糖尿病

同结核病一样，糖尿病也是一个重要的全球性公共卫生问题。结核病发病与糖尿病的关系目前已明确，糖尿病患者发生肺结核的风险比非糖尿病患者高 3 倍，且与血糖水平存在剂量-反应关系，即血糖控制越差，肺结核的发病风险越高。一项对 13 个观察性研究的系统综述研究表明，糖尿病能够增加活动性肺结核的发病风险，采用随机效应模型获得其中 3 个队列研究的合并相对危险度为 3.11。

糖尿病可造成宿主免疫系统受损，直接破坏对抗 MTB 增殖的固有性免疫应答和适应性免疫应答，最终导致结核病的发生。糖尿病患者血糖控制不佳，体内蛋白质合成减少、分解加快，蛋白质呈进行性消耗状态，导致免疫球蛋白、补体等减少，细胞免疫和体液免疫功能下降。另外，糖尿病患者全身组织、血液、尿液中葡萄糖含量均增高，长期营养不良、低蛋白血症、酸中毒等可损伤患者的防御机制，诱发 MTB 和其他细菌的感染，并增加发病的概率。

(七)硅沉着病

硅沉着病易并发结核病，硅沉着病患者是结核病的高危人群。暴露于硅尘的工人，无论是否患有硅沉着病，其发生结核病的风险都会增加。另外，硅沉着病患者发展为结核病患者的风险是健康对照者的 2.8～39.0 倍，且相对危险度的大小取决于硅沉着病的严重程度。

二氧化硅可损坏肺部的免疫反应，反复暴露于二氧化硅可引起巨噬细胞凋亡，从而削弱其吞噬和杀灭 MTB 的能力。另外一个发现是，硅沉着病患者的支气管肺泡灌洗液出现高水平的表面活性蛋白 A，它允许分枝杆菌在不触动细胞毒性反应的情况下进入肺泡巨噬细胞，通过激活巨噬细胞，抑制活性氮介质的形成，而活性氮介质在消灭分枝杆菌的过程中扮演重要的角色。由于硅沉着病患者抵抗力降低，细胞免疫功能低下，易受 MTB 感染；长期咳嗽、支气管纤毛破坏、分泌物堆积、呼吸道防御功能减退，为 MTB 入侵创造了有利条件；肺间质广泛纤维化，造成血液淋巴循环障碍，降低肺组织对 MTB 的防御能力。

(八)吸烟

大量研究结果显示，吸烟是结核病发病的一个独立危险因素，不受酗酒和其他社会经济因素的影响。与从不吸烟者相比，吸烟者的结核病发病风险为 2.6，而被动吸烟者的发病风险为 3.4，但也有研究者认为，被动吸烟与肺结核发病的关系还需要更多的研究来证实。在我国人群中开展的患者对照研究结果也显示，调整其他混杂因素后，吸烟者的发病风险提高 2 倍。

关于吸烟增加肺结核发病风险的机制，有研究认为主要是通过烟草中的烟碱、尼古丁等有害物质吸入肺部、产生复杂作用而引起。烟碱能导致吸烟者肺部巨噬细胞分泌的 TNF-α 失去作用，从而使其更容易从潜伏感染进展为结核病患者。其他可能的机制包括免疫反应减弱、CD4⁺ T 淋巴细胞数量减少、巨噬细胞免疫反应缺陷和气道纤毛的机械清除功能破坏等。

（九）酗酒

酗酒是肺结核发病和再感染的一个明确危险因素。一项由 WHO 遏制结核部多名专家进行的、覆盖 3 个队列研究和 18 名患者对照研究的系统综述研究表明，酗酒（每天酒精摄入＞40 g）或临床诊断为酒精成瘾的人群中，活动性肺结核发病风险升高 2 倍。

酗酒导致肺结核高发，可能的原因是酒精削弱了人体免疫系统，从而增加了感染的风险，并通过酒精对免疫系统的直接毒效应增加了发病的风险。动物研究提示，长期的或急性的酒精消耗直接损伤了细胞介导的免疫反应和巨噬细胞的功能；也可间接通过微量元素和常量元素的缺乏，其他酒精相关的功能紊乱或失调，诸如恶性肿瘤和抑郁等，增加发病风险。

除上述因素外，还有多种因素可引起结核病的发病和传播，与传染性肺结核患者密切接触是结核病发生的必要条件，居住拥挤、通风不良等是造成结核病传播的重要因素。另外，贫穷、受教育程度低、使用免疫抑制剂等因素也可增加结核病的发病风险。

五、流行病学抽样调查

结核病流行病学抽样调查主要是为了获得肺结核患病率。肺结核患病率是指某个调查时点在一定人群中所有的现患肺结核患者所占的比例，包括新发现和既往诊断在治的肺结核患者。肺结核患病率流行病学抽样调查是以人群为基础，运用一定的抽样方法选取部分样本人群，采用标准化的诊断手段发现所有的现患患者，以反映某地区某时点人群患病情况的一种横断面调查方法。它可用于获得较准确的患病率、评估疾病负担、了解结核病疫情发展变化趋势等。

肺结核流行病学抽样调查的核心结果是可获得具有区域代表性的肺结核患病率。根据调查内容的不同，可获得活动性肺结核患病率、涂阳肺结核患病率、菌阳肺结核患病率等。根据患病率调查结果，结合人口总数，可估算出国家的肺结核患病人数和疾病负担。通过对调查当地各种亚人群肺结核患病率的分析，可用于识别患病的高危人群和高流行区域。如有既往的患病率调查结果，则可进行纵向比较，反映不同时间肺结核患病率变化态势，高危人群和流行区域变化情况，也可用于评价两次调查间隔期间结核病防控措施的实施效果。这些对评估结核病疫情流行状况，有针对性地制订国家结核病防治规划具有极其重要的意义。

患病率流行病学抽样调查一般在普通人群中进行，由于其采用主动发现的形式，较结核病监测登记系统中被动发现的患者更能反映结核病患者的总体情况。患病率抽样调查通常涉及大样本，具有区域代表性，因此各国在患病率抽样调查中也常伴随进行一些其他专题调查，如社会经济学调查、结核病防治知识知晓率调查、感染率调查、死亡率调查等。

具有国家代表性的肺结核患病率抽样调查通常需要抽取大样本人群，耗费大量人力、物力和财力，组织实施均较困难。因此，在患病率已降到较低水平且患者发现、登记工作较完善的发达国家，目前常使用结核病监测资料代替患病率调查。但对于结核病高负担国家，尤其是部分患者发现工作不足，还不能全面反映结核病疫情情况的国家，患病率调查仍是一种不可或缺的重要方法。

六、分子流行病学

结核病最常见的形式是肺结核，其传播途径主要是通过排菌患者咳嗽、咳痰、打喷嚏时，将带有结核分枝杆菌的飞沫散播于空气中形成气溶胶，被健康人吸入后可在体内建立感染。感染人群中约5%会在短时间内发展成为活动性结核病，而约95%的感染者会进入长期的潜伏状态，在这部分人中约5%会在几年后甚至几十年后从潜伏感染状态发展成为活动性结核病。由于结核病的空气传播、发病的不确定性以及菌株形态差异小等原因，传统流行病学方法很难研究结核分枝杆菌在人群中的传播，长期以来对结核病传播规律的认知也相当有限。

随着分子生物学的发展和应用，能够从基因水平上区别不同的结核分枝杆菌临床菌株，结核病的分子流行病学应运而生。结核病的分子流行病学是利用基因型分型方法结合传统流行病学方法研究结核病传播规律的科学，其研究结核分枝杆菌传播的基本理论假设：由同一株结核分枝杆菌传播导致的感染者，如果在短期内（1～3年）发病，患者体内的结核分枝杆菌具有相同的基因型，即基因型成簇。如果感染者经过较长时间的潜伏期（＞3年）后发病，患者体内的结核分枝杆菌基因型将会产生变异，基因型与传染源不同。根据这个理论假设，可以区别患者之间是否存在传播关系，如在同一地区发现基因型成簇患者，提示这些患者近期由同一结核分枝杆菌传播导致发病；如果患者的结核分枝杆菌具有不同基因型，提示相互之间没有传播关系或是久远传播导致的。

分子流行病学的应用使人们对结核病的传播规律有了全新的认识，纠正了很多过去的错误或误解，为制订有针对性的结核病控制策略提供了理论依据和实践指导。目前，我国是全球结核病高负担国家之一，在未来较长一段时间内，我国结核病疫情仍然不容乐观。因此，利用分子流行病学研究方法阐明结核病在我国的流行规律对控制结核病尤为重要。

第二节　结核病病原学诊断

结核分枝杆菌感染是结核病的致病因子与确诊依据，在临床患者样本中寻找结核分枝杆菌是实验室检测的主要内容。理想的细菌学诊断技术应具有快速、特异、敏感、准确、简便和价格低廉的特点，是近百年来技术研究的方向。

一、涂片染色镜检

(一)理论依据

结核分枝杆菌复合群包括人结核分枝杆菌、牛分枝杆菌、非洲分枝杆菌、田鼠分枝杆菌、卡介苗(减毒牛分枝杆菌)和肯尼迪分枝杆菌。

Koch 曾采用含亚甲蓝复合染液对结核分枝杆菌进行染色，显微镜下看到的是蓝色细菌，他指出染色不成功的原因是染色液需要空气氨碱化，之后 Ehrlich 发现结核分枝杆菌着色的抗酸洗脱特性和经过 Ziehl 和 Neelsen 对其加以修改促使了至今常用的抗酸染色法的诞生。抗酸染色特性是指细菌被苯胺染料染色后，能够对酸、醇或含酸、醇的脱色显示耐受，保持着色持久的特性。分枝杆菌一般用齐-内(Ziehl-Neelsen)抗酸染色法，以 5%苯酚加温染色后可以染上，但用 3%的盐酸乙醇不易脱色。若再加用亚甲蓝复合染液，结核分枝杆菌能抵抗酸酒精脱色，则分枝杆菌呈红色，而其他细菌和背景中的物质为蓝色。

结核分枝杆菌细胞壁的分枝菌酸与胞壁含量较高的脂质是抗酸染色的基础。脂质约占干重的 60%，有大量分枝菌酸包围在肽聚糖层的外面。抗酸性染色阳性是分枝杆菌属特有的，只是对染色结果的一种表述，而不是结核分枝杆菌鉴定的绝对指征，只能作为初步提示。棒菌属、诺卡菌属、玫瑰红球菌属和部分细菌孢子也有抗酸染色特性，只是程度各异，其染色基础也依赖于各自的棒状杆菌分枝菌酸和诺卡分枝菌酸。

当分枝菌酸发生变化时，抗酸染色特性也随之发生变化，其并不是稳定不变的。如胞壁损伤、人工培养物或陈旧培养物在缺乏甘油和某些糖苷成分的情况下，抗酸染色性会减弱甚至消失。体内外的青霉素、环丝氨酸或溶菌酶诱导可影响结核分枝杆菌细胞壁中肽聚糖的合成，而异烟肼可影响分枝菌酸的合成，巨噬细胞吞噬结核分枝杆菌后在溶菌酶的作用下可破坏肽聚糖，这些因素都会导致结核分枝杆菌变为L形，导致抗酸染色呈现阴性。在干酪性病灶和冷脓肿的样本菌体也呈现抗酸染色减弱或消失，这在肺内外结核分枝杆菌感染标本中很常见。

认识结核分枝杆菌的多形态十分重要，其菌体直或略微弯曲，直径为0.3～0.6 μm，长为1～4 μm，单个排列，不同种类可呈现丝状、球状、串珠状等多形性，有分枝生长倾向，牛分枝杆菌则比较粗短。结核分枝杆菌聚集呈同轴向平行索状生长，有研究者将此特征作为快速鉴定的依据，但新的研究显示其他类型的分枝杆菌也存在索状生长形态。

微生物具有多样性特征，结核分枝杆菌形态通常被分为杆菌相、球菌相、颗粒相和滤过相等。杆菌相是常见而且典型的，伴随长度、弯曲度和串球状的各异。病灶中的结核分枝杆菌如在临床痰标本中或在患病淋巴结中，常可观察到更为修长、弯曲和多种串珠样、颗粒样、球样形态，在巨噬细胞内也可观察到其呈明显索状生长。球菌相一般被视为细胞壁发育不全或缺陷球样，如诺卡氏菌样变异型和L-形细胞壁缺陷型，后者可在抗结核药物和血清诱导下产生。目前，从临床样本中分离出L-形结核分枝杆菌的患者多有病程迁延。颗粒相又称为慕赫氏颗粒，一般认为其是结核分枝杆菌非抗酸性的“非细胞相”。滤过相是可以通过细菌滤膜的颗粒，这种超小型菌体的体积约为正常菌体的1/20，外壳致密，蛋白含量低，能长期存在于宿主体内。有研究显示滤过相在患者体内的百分比可随着化疗时间延长而升高，化疗可增加形态多样性出现的概率。

在临床标本中，一般以标准的杆菌相作为阳性诊断依据。不典型相则需要其他方法辅助，对抗酸染色特性减弱或消失的标本需要慎重对待。

涂片染色镜检是诊断结核病的第一个步骤，对样本的浓度要求较高，通常含菌量在(5 000～10 000)/mL才可检出阳性，故灵敏度不高。如痰液的含菌量＞30 000/mL，用齐-内抗酸染色法检查300视野，阳性率可大于90%。

(二)痰样本采集与处理

临床收集的痰样本合格与否直接决定痰菌检出率的阳性与否，取痰者需要认识到样本质量对诊断的重要性。

1.采集对象

第一类是因出现临床症状就诊或因可疑肺结核而转诊的患者，均应做痰涂片镜检。第二类是对已确诊、登记、治疗的肺结核患者，在化疗期间定期复查痰菌做疗效考核。①疗程满2个月、5个月、6个月的初治涂阳患者，疗程满2个月、5个月、8个月的复治涂阳患者，各查痰1次。②疗程满2个月时初、复治涂阳患者痰菌仍显示阳性者，应在治疗满3个月时增加1次查痰。复治涂阳患者若于治疗满5个月时痰菌仍阳性，则在满7个月时增加1次查痰。③确诊、登记的涂阴肺结核患者，应在登记后满2个月和6个月时行痰菌复查。

2.采集要求

(1)数量与时间：初诊患者最好应采3份痰标本，夜间痰、清晨痰和即时痰。无夜间痰时则在取清晨痰后2～3小时再采1份痰标本；或者采集2份即时痰。对于正在治疗中或复诊随访的患者按期每次送检2份痰样本(清晨痰和夜间痰)。行细胞学检验时以上午9～10点的痰为佳，若进行漂浮或浓缩集菌检查应采集24小时内的痰样本。

(2)痰标本采集：痰样本最好为深咳痰，不能为唾液。门诊患者可采集即时痰(即患者就诊时咳出的痰液)。清晨痰是患者清晨深咳出的痰液，夜间痰是患者就诊前夜间咳出的痰液。合格痰标本应为脓样、干酪样或脓性黏液样，痰量为3～5 mL。痰标本应由检验人员或专人验收，不合格标本须嘱重新采集送检。若获得合格标本有难度，仍应对其进行细菌学检查，同时注明标本的性状，以便作分析结果的参考。研究显示，高渗盐水雾化引痰可有助于获得满意的痰标本。支气管灌洗和纤维支气管镜检查可以在临床需要确诊而多次涂片镜检为阴性时使用，但需注意的是支气管镜有可能因灭菌不彻底而导致假阳性和交叉感染的发生。痰标本最好采用国家结核病参比实验室推荐的国际通用痰瓶作为容器，也可使用4 cm×4 cm×2 cm的塑料盒或涂蜡纸密封盒。将患者姓名、编号(门诊序号或患者登记号)及日期在留痰容器上注明。添加少量石炭酸可有助于测定24小时痰量或观察分层情况时容器内的防腐。若为进行细菌培养的标本，需注意无菌采集，使用无菌水先行漱口，可减少口腔内正常菌的污染。用过的标本应进行灭菌以防止痰液污染。增加样本数量可提高阳性检出率，有报告指出多份样本阳性检出率可达60%，而单份样本阳性率有30%～40%。

3.标本运送与保存

尽快送检所取标本是首要的，最好在4 ℃的温度下送检实验室。送检时，县(市、区)结核病防治所(科)医师应填写检验单，填写项目如下。

(1)实验的序号:将初诊患者的3份标本和随后每次检查的痰标本采用同一实验序号进行编号。

(2)痰标本的来源:初诊患者采用门诊序号,并以门诊登记本为依据;随访的患者登记号则以患者登记本为依据。

(3)痰标本的性质:按照脓性痰、干酪痰、血性痰、脓性黏液痰和大量稀水样痰进行分类登记。

(4)患者姓名、地址、登记号(或门诊序号)、送检日期(或初诊日期)、送检原因(初诊患者或随访患者)。无法马上进行分离培养的标本置于4 ℃的温度下存放,防止痰液干涸或污染。将化验单与痰标本分别置入不同容器中,外送上一级实验室的痰标本应仔细核对痰标本容器上的标注并保证其与化验单一致。痰容器应使用专用结核分枝杆菌痰标本冰盒运送,或用纸张和塑料袋封装扎牢,按顺序置入包装袋内,盒外注明勿倒置标记。当送检距离较远时,添加等体积十六烷吡啶嗡氯化物有助于防腐,采用双套管包装,标记直立放置,痰标本容器注意密封,切勿倒置并防止痰液外溢。

4.核对

收到痰标本后,实验室检验人员应认真对其进行核对并确认痰标本是否合格。按顺序编号进行检查和登记,对不合格的痰标本要求重送。

5.处理

(1)高压蒸汽灭菌痰盒和废弃标本等污染物后方可丢弃或清洗,严禁随意不经灭菌处理。

(2)把采用焚烧处理的痰盒等污染物置于焚烧炉中进行彻底焚化。焚化不彻底或进行暴露焚烧都是有危害的。

(3)痰检工作面消毒:可将痰标本置于搪瓷盘中,痰涂片操作在操作柜中进行。

(三)涂片、染色和镜检

1.涂片

(1)直接涂片法:直接挑取痰液,可用竹签或接种环等挑取脓性痰液或呈干酪样部分痰液0.05～0.10 mL,置于载玻片正面右侧2/3处,然后均匀涂抹成10 mm×20 mm的卵圆形膜状。标本实验编号书写于玻片背面左端1/3处。自然干燥,使用火焰固定2～3次。

直接涂片出现的问题往往由于痰液的黏稠、抗酸杆菌分布不均,制片一般不厚,限制了抗酸杆菌被涂到玻片上的机会和数量,且难以避免与其共存的杂菌和细胞，造成背景杂乱，互相有可能遮掩而造成漏检，导致检出率不高。涂片前痰标本应进行充分液化和稀释，浓缩涂片和培养，否则结果可由于沉渣和上清液中少菌或无菌误判。

有报道使用痰前处理液，有助于加快对痰液中的黏液、上皮细胞、白细胞及杂菌等成分进行溶解，使镜检的背景呈现清晰，视野洁净，抗酸杆菌更易发现。通过离心后，整份标本的所有抗酸杆菌均可以集于管底并浓缩在玻片上，均匀分布使阳性标本的发现率得到提高。

(2)离心浓缩法：将液化后的痰液用灭菌蒸馏水或者磷酸盐缓冲液稀释，置于离心机内，以 3 000 rpm 离心 15～30 分钟。弃去上清液，余液混匀后涂片。自然干燥，使用火焰固定 2～3 次。

(3)漂浮集菌法。①普通处理的集菌法：取 24 小时痰标本 3～5 mL，加入 1 g/L 氢氧化钠溶液 20 mL，置入高压蒸汽锅，经 103.43 Pa 高压灭菌 20～25 分钟(或煮 30 分钟)，然后取出、冷却，随后加二甲苯(此后的步骤同以下甲醛次氯酸钠处理集菌法)。②甲醛次氯酸钠处理集菌法：取 24 小时痰标本 3～5 mL 加入玻璃瓶中，添加等量的 20 g/L 甲醛次氯酸钠溶液，瓶口加用玻璃纸加塞，振荡摇匀后静置 10 分钟，打开瓶塞和玻璃纸，加入 1 mL 二甲苯加塞，使用振荡器或手摇振荡 10 分钟，加蒸馏水至瓶口而不外溢，静置 10～15 分钟，把已编好号的洁净载玻片盖于瓶口上，静置 15～20 分钟，则悬浮于瓶口平面上的含菌油膜全部被吸附于玻片上，而后取下载玻片并迅速将载玻片翻转，使浸膜向上，或使用接种环采集瓶口液面物涂抹于载玻片上，自然干燥，火焰烘干固定后进行抗酸染色镜检。研究显示，普通处理集菌法在 1.0×10^{3}/mL 以上时才可见(+)，而甲醛次氯酸钠处理集菌法在 0.5×10^{3}/mL 时即可见(+)，其液化痰标本的效果较氢氧化钠和氨水更佳。

涂片操作完成后，高压蒸汽灭菌使用过的盘与废弃物等，用 3%的石炭酸或其他可靠的消毒液擦拭操作台面，再用紫外线照射 30 分钟灭菌(距离 1 m)。

2.染色

(1)传统齐-内抗酸染色法：使用 0.5%或 0.8%(厚涂片法)碱性苯酚复红染液。涂片行自然干燥，火焰固定 2～3 次。染色分冷染色法和热染色法，前法不加热玻片而需提高复红浓度和延长染色时间，后法制片加染色剂，覆盖痰膜，微火加热至出现蒸汽，离开火焰，保持染色时间 5 分钟(勿使玻片上染液干掉)，或在痰膜上覆盖一滤纸片再加染色液进行热染色。脱色前去掉滤纸，水洗染色液。由痰膜边缘滴加 5%的盐酸乙醇覆盖痰膜，脱色 3 分钟至红色不可见，水洗脱色液。滴加复染液，直接痰涂片复染 30 分钟，集菌痰涂片复染 1～3 分钟，水洗去复染液，自然干燥。

(2)改良齐-内抗酸染色法。①标本处理：干酪痰、血痰或脓痰直接进行涂片。若为黏液痰或稀水痰则加 1～2 倍 1.8%碳酸钠的水溶液，混匀后用 121 ℃高压灭菌 15 分钟，冷却，再置入离心管以 3 000 转离心 15 分钟，倾去上清留取沉淀。②涂片：载玻片要求干燥、清洁、无油污、无划痕，使用 95%乙醇擦拭进行脱脂，用酒精灯火焰于玻片正面右侧 2/3 处加热 5 秒，用竹签折断端挑取 0.05～0.10 mL的痰液或沉渣，均匀涂抹于加热过的玻片上，形成 1 cm×2 cm 状。竹签挑取弃去多余的痰液，涂片与干燥可同时进行，涂片厚薄程度以能透过涂片看清报纸上的字最为适宜，于酒精灯火焰上快速扫过 3 次，固定。③制片：初染，将一片小滤纸放在固定过的结核分枝杆菌痰标本涂片上，加几滴石炭酸复红染液使其盖满整个痰膜，用酒精灯火焰高处把标本片进行缓慢加热至液体出现蒸汽(不可煮沸)，离开火焰，染色 3 分钟，稍冷却玻片，补充染液(防止干燥或玻片断裂)，保持染色 3～5 分钟，冷却，取走滤纸片，用水洗净染色液，轻甩干。脱色，从痰膜边缘加 5%盐酸乙醇液直至覆盖整个痰膜，第 1 次加脱色剂 1 分钟，轻晃玻片至无红色液体流下，经背面进行流水冲洗；第 2 次加脱色剂 5 分钟，经背面进行流水冲洗，甩干，脱色完全。复染，于涂片上滴加 0.3%的亚甲蓝溶液，复染 1 分钟，经背面进行流水冲洗，沥去水分。于 37 ℃烤箱干燥 3～5 分钟，或用吸水纸印干，或进行自然干燥。

方法评价：①传统冷染色法在涂片前不对玻片进行加热，易导致痰液不易黏附于玻片上，难以涂抹均匀。改良法建议先加热玻片 5 秒，停留 5 秒，然后再涂片，先行加热干燥的玻片能使痰液易于附着且均匀涂抹开，涂片大小厚薄适宜，且缩短了制片完成的干燥时间。②传统法通常将标本涂好 1 份后再涂另 1 份，全部涂好后自然干燥 30 分钟，所需时间较长，例如将 10 份标本涂抹干燥完成至少需要 1 小时。改良法建议涂开 1 份标本后可暂时放一旁进行干燥，竹签放片子上，待涂毕最后 1 份再返回至第 1 份，依此类推，制 10 份标本边涂抹边干燥只需要 30 分钟。③传统法染色通常需时 5 分钟，染色时间较长，着色较深，如果痰液中含有食物残渣，着色时间过长可导致脱色不够彻底，可能影响镜检。改良法建议染色为 3 分钟，染色后的抗酸杆菌着色良好，底色显示较清晰，减少了脱色次数，缩短了时间。④传统法加脱色剂后每次保持 1 分钟，反复至痰膜无可视红色，次数较多，试剂用量较大。改良法建议加脱色剂第 1 次 1 分钟，第 2 次 5 分钟，便完全脱色，脱色不仅有效且节省试剂用量，操作得到简化。⑤传统法复染时间为30秒，时间短则着色浅，若片子稍薄则有可能无着色。改良法建议复染保持1分钟，可呈现蓝色或淡蓝色，背景更清晰，与抗酸杆菌的红色对比更明显，镜检效果良好。⑥传统法制片完成后自然干燥，夏季需时15分钟以上，冬季则可能需时1.5小时，达不到临床痰检报告及时快速的需求。改良法建议制片完成后以37 ℃烤箱行干燥处理，只需3～5分钟，干燥费时缩短了10倍。以上改良的操作能较大缩短整个检验完成时间，例如10份标本不做前处理可1小时内出报告，涂片、制片过程更易于控制，制成的玻片质量佳，镜检效果良好。“无痰”患者(对于除干酪痰、血痰、脓痰和黏液痰合格样本外)及有水样痰样本(来自可能检出抗酸杆菌的大排菌量的患者)不应轻易放弃，应给予检测并要求其正确咳痰后重新送检，以减少漏检阳性患者。行沉淀集菌法可浓缩痰液，痰液经由高温消毒后抗酸杆菌可完全释放集中在试管底部，将约5 mL的痰液所含结核分枝杆菌的大部分浓缩至0.1 mL，提高了痰中抗酸杆菌检出的灵敏度，尤其是含菌量在(1～8条)/300视野到(1～9条)/10视野之间的阳性率可明显提高。

3.荧光染色法

(1)配制荧光染色液：金胺“O”1 g溶于95%乙醇100 mL，加5%的石炭酸液900 mL后混匀。脱色剂为3%的盐酸酒精。复染剂为高锰酸钾0.5 g溶于蒸馏水100 mL制成。

(2)将痰液涂片：以荧光染色液行染色10分钟，水洗；以3%的盐酸酒精行脱色1～2分钟，直至无黄色，水洗；滴加复染剂1～2分钟，水洗，晾干待检。

齐-内抗酸染色法与荧光染色法比较：传统齐-内抗酸染色操作烦琐且染色加热过程可产生气溶胶，技术能力要求较高，100×油镜视野较小，镜检时间过长可使检验人员疲劳，涂片中细菌含量较少则不易发现。研究显示荧光染色和抗酸染色阳性率差异主要集中在(+)样本(含菌量较少的痰液)，这对病变轻且排菌量少的肺结核患者诊断有重要意义，荧光染色法可明显提高阳性检测率，有助于临床诊断。荧光染色镜检在暗色背景下发出黄绿色荧光，醒目清晰，容易观察，使用40×物镜视野大，加快了镜检速度，适用于大批量痰标本的检测。

4.镜检与报告

(1)齐-内抗酸染色法镜检：用双目光学显微镜(目镜10×，油镜100×)镜检，在淡蓝色背景下，抗酸杆菌呈红色，其他细菌和细胞呈蓝色。

按下列标准报告镜检结果。

抗酸杆菌阴性(—)：连续观察300个不同视野，未发现抗酸杆菌。

报告抗酸杆菌菌数：(1～8条)/300视野。

抗酸杆菌阳性(+):100 视野 3～9 条。

抗酸杆菌阳性(++):10 视野 1～9 条。

抗酸杆菌阳性(+++):每视野 1～9 条。

抗酸杆菌阳性(++++):≥每视野 10 条。

集菌涂片结果,按“发现抗酸染色阳性细菌”或“未发现抗酸染色阳性细菌”报告。

(2)荧光法:在荧光显微镜下,暗色背景中的抗酸菌呈现黄绿色或橙色。40×物镜观察菌体形态,20×物镜下扫视全痰膜横向和纵向,计数。

镜检结果按下列标准报告。

荧光染色抗酸杆菌阴性(—):镜检 50 个视野内未发现抗酸杆菌。

荧光染色抗酸杆菌阳性(报告抗酸菌数):50 视野 1～9 条。

荧光染色抗酸杆菌(+):50 视野 10～99 条。

荧光染色抗酸杆菌(++):每视野 1～9 条。

荧光染色抗酸杆菌(+++):每视野 10～99 条。

荧光染色抗酸杆菌阳性(++++):≥每视野 100 条。

5.注意事项与质控

(1)抗酸染色法镜检注意事项:染色过程要单片进行防止交叉污染。每张载玻片只能涂抹 1 份标本,禁止涂抹 2 份或以上标本,防止染色过程菌体发生脱落而引起结果不准确。用过的玻片需彻底清洗干净方可再次使用,避免抗酸菌残留于玻片。切勿使用染色缸,吸水滤纸 1 片 1 张,严禁反复使用。镜检每检查 1 份样本均须擦拭油镜头。用于滴加香柏油的玻璃棒或竹签严禁触碰到玻片。结核分枝杆菌脱色时间长至 10～20 分钟不被脱色;而非抗酸菌则易脱色,延长脱色时间能对此进行鉴别,故抗酸染色的脱色时间宁长毋短。先将待检的结核分枝杆菌样本高压灭菌再行涂片染色可避免实验室感染,增加安全性且不影响实验结果(此法用于大规模实验)。

(2)荧光染色镜检的注意事项:①荧光染色后涂片镜检过程最好在 24 小时内完成,若需隔夜则应在 4 ℃下保存并于次日完成镜检,否则荧光减退可能造成阳性结果缺失及漏检;②荧光素染色液需于棕色瓶中置暗处存放,时间不超过 2 周;③若遇到菌体在 40×暗色背景下难以区别的抗酸杆菌,应转至 100×油镜下确认。

(四)临床评价

涂片染色镜检是世界范围内结核病检查中使用最广泛的技术,被 WHO 推荐在发展中国家结核病控制中使用。此法设备简便,对经济不发达的地区易于检出作为主要传染源的涂阳患者。局限性：①大量涂片阴性患者不易被发现，有可能发展成为涂阳患者；②现代分子指印技术证明涂阴患者由于密切接触和免疫抑制，其传染性不可忽视；③此法无种特异性；④灵敏度差，并受痰样本数和病情的影响。通常活动性肺结核涂片阳性率为40%～50%。

抗酸性是分枝杆菌复合群或种特异性性状，不是结核分枝杆菌的独有性状，临床将抗酸性等同于结核分枝杆菌的做法是凭经验产生的，是不全面的。除技术污染外，地区非结核分枝杆菌和HIV流行也对抗酸染色特异性产生制约。有不少报道指出，曾在临床结核病患者体内分离的野生株中发现4%左右的非结核分枝杆菌。因此，临床诊断时除了涂阳还应结合临床表现综合判断。HIV感染者易感鸟分枝杆菌群等非结核分枝杆菌，因此，痰涂片抗酸特异性、阳性和阴性预期值均明显降低，导致诊治延误。

另外，非杆菌态的异型结核分枝杆菌如L形、颗粒形等也不在常规涂片镜检阳性之列。

我国有关菌阴肺结核患者的诊断标准：初诊患者直接涂片3次痰菌阴性为涂阴，2次培养阴性为培阴，1次涂片阴性和1次培养阴性为菌阴。PCR扩增检查结果可对涂阳标本复合群和种水平予以直接支持。

二、分枝杆菌分离培养

（一）理论依据

Robert Koch是世界病原细菌学的奠基人和开拓者。他把研究传染病的重点放在纯菌培养上，几次细心观察使Koch获得了灵感，摒弃了原有方法，转向新的实验方向。从液体培养基和土豆纯菌培养改进为用肉汤和其他动物成分制成的凝固透明动物胶，制成细菌培养的简单易行且可靠的固体培养基，现代细菌学由此取得一大进步。

培养法的灵敏度较涂片镜检法更高，阳性痰样本检测浓度为每mL 100条。这是由结核分枝杆菌的生长特性决定的，即生长速度很缓慢的单细胞胞内兼性寄生菌，14～18小时才分裂1次；具有的疏水性外层使营养物质不易被吸收是生长缓慢的原因之一，其具有由简单无机物合成自身所需全部结构成分的酶系统，可在合成培养基中生长。临床分离培养物可进行结核分枝杆菌复合群和种特异性的鉴定，并通过药物敏感性测定提供被检患者诊断的细菌学依据。

培养法在试管内培养结核分枝杆菌，但是生长缓慢是结核分枝杆菌的特性，是由一系列遗传基因决定的。医学界致力于快速培养的研究，但只有部分大菌量样本能达到2周诊断的时间要求。在液体培养基中结核分枝杆菌的生长速度因株而异，倍增时间为15～20小时。单菌在固体培养基中形成1 mm菌落的时间约为4周。在化疗时代，临床分离株尤其是耐药株原代生长尤为缓慢。我国的规程已将临床原代培养结束观察报告最后阴性结果的时间制订为8周。此时间也受标本中菌含量多少、营养要求不同的影响。在临床上，由于临床样本含菌量不固定，通常测定多例样本并以其在某段时间内的阳性率进行判定。20世纪末，采用微量检测如生长代谢中释放的二氧化碳或氧的消耗进行快速检测。

目前采用的临床分离培养基补充了多种有机物成分，以缩短调整期长度，提高增长速度和丰度。用于临床样本分离原代培养物的培养基，以鸡蛋为支持剂及补充营养物和无机盐基础液组成的罗氏培养基和小川培养基，以琼脂为支持剂的 Middle Brook 7H10 琼脂培养基和7H9及7H12的合成液体培养基等。由于宿主体内的实际环境为缺氧性，使用5%～10%的二氧化碳大气可能刺激结核分枝杆菌原代培养物的初期生长。

涂阳而培阴的现象在临床细菌学上很突出，所报道的比例不一。对此的认识目前还局限于正常抗酸染色和正常形态的菌体，而对于非杆菌形态了解甚少。持留菌可能是培阴的原因之一，其在试管中的生长需要唤醒机制。我国已制订结核分枝杆菌培养国家标准和相应的标准化培养管、离心机、培养基、蒸汽灭菌凝固箱等设备。

(二)痰样本前处理

由于临床痰样本中含有坏死组织，内含各种糖蛋白等包裹着结核分枝杆菌，而且其他各种微生物与之共存，故对痰样本进行预处理以去除这些干扰物是非常必要的。分枝杆菌有较其他细菌强的抗弱酸弱碱和表面活性剂的能力，因此可使用一些稀无机酸、稀碱和某些脱污剂作为处理液，杀灭杂菌和水解糖蛋白，如2%～4%的硫酸、2%～4%的氢氧化钠溶液、N-乙酰半胱氨酸表面活性剂等。

1.简单法(用于酸性罗氏培养基)

消化液4%氢氧化钠：取4 g氢氧化钠溶于80 mL蒸馏水，待全部溶解后加蒸馏水至100 mL。

处理方法：取痰标本，视标本性状加入1～2倍体积的4%氢氧化钠于痰瓶中，拧紧螺旋盖，涡旋振荡器振荡1分钟，使痰液充分匀化，室温放置。自加入氢氧化钠消化液起，整个处理时间应在15～20分钟。

2.中和离心法(用于改良罗氏培养基)

消化液N-乙酰-L-半胱氨酸-氢氧化钠：8%的氢氧化钠50 mL与2.94%的枸

橼酸钠 50 mL 混合，临用前加入 0.5 g 的 N-乙酰-L-半胱氨酸混匀。

处理方法：取痰标本置于 50 mL 的离心管中，加入等量的消化液，拧紧螺旋盖，置涡旋振荡器振上荡 1 分钟，使痰液充分匀化，室温放置 20 分钟后，加入磷酸盐缓冲液至 50mL，3 000 g 离心 20 分钟，弃上清，加入 1～2 mL 磷酸盐缓冲液，混悬。

各实验室可以自行选择最适合的方法、作用浓度和反应时间等，通过预处理减少样本内分枝杆菌的损失，提高培阳率。如处理不当，有可能导致 50%～90%的死亡。掌握最佳的临界反应浓度和时间是重要的，处理完后立刻接种或中和处理。前处理残留的污染问题一般通过在罗氏培养基中添加孔雀绿，在 7H12 中添加 1 种或多种抗生素来解决，使分离培养能够成功。在这个过程中，消灭污染菌和损伤分枝杆菌同时存在。分离培养污染率高于 5%，提示前处理不足，若其低于 2%，则提示前处理过度。在前处理后，对缓冲性强的培养基如罗氏培养基可直接进行接种，缓冲能力弱的培养基如琼脂培养基和液体培养基，则应先进行酸碱中和或大量中性磷酸盐缓冲液中和，稀释后离心收集沉渣接种，以此提高培阳率。

（三）培养方法

1.培养基种类

（1）按性状分类：①固体培养基。②液体培养基。③固液双向培养基。

（2）按成分分类：主要有分别以鸡蛋和琼脂为基础，加上血液、椰汁、平菇液等不同营养成分，以促进结核分枝杆菌快速生长配制而成的各种培养基。

（3）按目的分类：①用于快速培养的培养基。②用于选择的培养基。③用于鉴别的培养基。④用于 L 形细菌培养的培养基。

2.简单法培养操作

此法在世界范围内广泛使用。在标本中加入等体积的 4%氢氧化钠，使其最终浓度为 2%，振荡混匀，反应 15 分钟后直接接种在酸性罗氏培养基上。此方法简单、价廉、性能稳定。

（1）酸性罗氏培养基制备。①成分：谷氨酸钠（纯度 95%以上）7.2 g，KH_2PO_4 2.4 g，七水硫酸镁 0.24 g，枸橼酸镁 0.6 g，丙三醇 12 mL，蒸馏水 600 mL，马铃薯淀粉 30 g，2%孔雀绿水溶液 20 mL，新鲜鸡蛋液 1 000 mL。②制备方法：消毒清洁桌面，量取 600 mL 蒸馏水，添加无机盐、谷氨酸钠和丙三醇，溶解后加入马铃薯淀粉混匀，行沸水浴煮沸 30～60 分钟使其呈现糊状（防止凝块），冷却后制成基础液。用肥皂水洗净新鲜的鸡蛋表面，将其浸入 70%的乙醇消毒液 20～30 分钟，取出擦干后开口，收取鸡蛋液于灭菌容器内，控制新鲜度，搅匀，用无菌棉纱布过滤制成鸡蛋液。混匀 600 mL 的基础液与 1 000 mL 的鲜鸡蛋液，加入 2%孔雀绿水溶液 20 mL，缓缓混匀以防止出现气泡，分装入容量为 25 mL 的无菌塑料培养管，液量为每管 6～8 mL，搁置架上时维持一定倾斜度，专用的蒸汽凝固灭菌器或血清凝固器内放置 1～2 层为宜，斜面高度为试管的 2/3，在 85 ℃的温度下 1 小时；也可将培养基装入经 121 ℃高压灭菌的中试管(18 mm×150 mm)，每管液量约7 mL，斜置于蒸汽凝固灭菌器或血清凝固器内加温消毒。新制成的培养基标准为色泽鲜艳，表面光滑无气泡，具备一定的韧性及酸碱缓冲能力。此过程中的注意事项是各成分量取必须准确；制备过程的所有物品需经高压灭菌处理；分装应符合要求，若量多或量少都可能对结核分枝杆菌的生长造成影响，斜置摆放应控制好斜面高度；务必控制好凝固器的温度与时间，否则会对培养基的灭菌和培养基中营养成分的质量产生影响，当试管温度达室温时应旋紧螺旋盖，否则冷凝过程中可产生过多的水。③在 37 ℃下 24 小时无菌试验后，将培养基密封直立，最好置于塑料袋或容器内，标记接种有效期，置于 4 ℃冰箱避光保存，使用期限为 2 个月。

(2)标记培养基：把酸性罗氏培养基从冷藏室取出后，放置至平衡室温，检查污染情况，如培养基已变成黄色或蓝色，与蓝绿色或黄绿色有明显区别时，应视为污染弃去。在斜面的背面标记患者姓名、实验序号、接种日期，每份痰标本接种 2 支培养基。

(3)前处理：①痰标本采用碱处理，于生物安全柜中把 1～2 mL 的痰标本放入前处理管中，视其黏稠度加入等体积 4% NaOH 或几倍的 2% NaOH，旋紧螺旋盖，在涡旋振荡器上振荡 30～60 秒，使标本得到充分液化，置于生物安全柜内试管架上室温静置 15 分钟，整个处理过程一般不超过 30 分钟。②其他标本如脑脊液、胸腔积液、腹水、胃液、气管洗涤液类无杂菌的标本可直接进行 3 000 rpm 离心30 分钟取 0.1 mL 沉淀行接种。尿液、脓液、伤口分泌物等污染标本需同痰标本一样进行前处理。

(4)接种：弃去培养管内过多的冷凝水，用无菌吸管吸取痰标本，均匀接种到培养基斜面上，每支培养基接种 2 滴(0.10～0.15 mL)。将培养基放在斜面放置架上使培养基斜面水平朝上。

(5)孵育：与放置架一起把培养基放入恒温培养箱内，(36±1)℃孵育 24 小时，拧紧螺旋盖或塞紧试管的胶塞，直立放置继续(36±1)℃孵育。

(6)登记与报告：接种第 3 天和第 7 天观察培养情况，此后每周观察 1 次，直到第 8 周末。每次观察结果需要记录在培养结果记录本上，若出现培养阳性则随时进行结果报告。

(7)结果报告如下。

无菌落生长：报告分枝杆菌培养阴性。

菌落生长不及斜面面积 1/4：报告实际菌落数。

菌落占斜面面积 1/4：报告(+)。

菌落占斜面面积 1/2：报告(++)。

菌落占斜面面积 3/4：报告(+++)。

菌落布满培养基斜面：报告(++++)。

3.注意事项

培养过程中需要注意防止涂片标本交叉感染，注意以下事项。

(1)标本较多时，如果已知涂片结果，应将涂片阴性和阳性标本分开，避免交叉污染。

(2)将所使用的试剂进行分装，避免试剂污染导致假阳性。

(3)同一时间只打开一份标本或一支培养管。

(4)离心或振荡后，静置标本 5 分钟后再打开，防止产生气溶胶。

(5)培训操作人员的操作技能。

(6)有条件的地区应对可疑的分离菌株进行分型。

(四)质量控制

培养基制备质量控制内容包括颜色、质地、湿度、匀质性、无菌性和敏感性。同一批培养基颜色不同可能由于混匀不足或存在金属沉渣，颜色为过深绿色示孔雀绿过量或 pH 过低，黄色则示孔雀绿质量不好或 pH 过高，温度过高会引起培养基颜色变浅。质地液化或易碎，可能由于凝固温度过低。底部留存过多冷凝水示螺旋盖拧紧过早或培养基成分不标准。培养基中出现小泡可能由于凝固温度过高，块状出现表明匀质性差。新制备的一批培养基需要进行无菌试验，36 ℃孵育 2 天应无细菌生长。

前处理操作可直接影响细菌培养的阳性率，如加入过量 2% 的 NaOH，标本就被稀释；若太少则导致不完全消化而易发生污染，这两项错误操作均有可能引起培养阳性率出现降低，故视痰标本的黏稠程度来适当增或减碱液的加入量非常重要。当遇标本数量较多时，应采取分批处理。严格的无菌操作、接种量足量，恒定的培养温度是接种步骤的关键。对分枝杆菌生长情况进行观察时，若发现非分枝杆菌生长应报告培养污染，并重新送检。提高培养的阳性率意味着要控制污染率，使其被控制在2%以下，若污染率高则可能原因为培养基灭菌不佳、存在污染或标本前处理操作不当等，对于不当无菌接种操作的出现应给予原因分析，采取措施以保证培养质量。每批培养应接种标准菌株(H37Rv)10^{-3} mg/mL 菌悬液，4周内出现菌落生长为合格。

(五)临床评价

结核病患者的诊断和治疗、结核分枝杆菌的耐药检测都离不开分枝杆菌培养检查，其较涂片镜检敏感性高、特异性强，对涂阴肺结核、结核病/艾滋病双重感染患者的诊断起着重要的作用。在基层实验室得到普遍推广和应用，并有可能在未来成为判断患者治疗效果的方法。通过分枝杆菌培养所获得的分离菌株可用于药物敏感试验，对制订合理的化疗方案、提高患者治愈率及减少耐药结核病的发生和传播具有重要意义，认为可以在地区推广。在基层实验室广泛使用的简单法分枝杆菌培养，是经国际防痨及肺部疾病联盟推荐的成熟检查方法，简单易行，严格按照标准化操作流程操作后，能使涂阳培阴率和污染率降低至规定要求。综上所述，分枝杆菌分离培养是一项实用的常规结核病临床诊断法。

三、分枝杆菌快速培养法

为了打破传统改良罗氏培养基所需时间过长的局限，医学界一直不断努力于“快速培养”的研究，以期适应临床诊断的需要。有不少自制培养基通过添加各种营养成分在一定程度上，缩短了调整期生长速度，提高了生长丰度，但结核分枝杆菌生长缓慢的特性本质是由遗传属性即一系列遗传因子所决定的，故人们把研究方向由促进其快速生长转向快速检出，以观测到细菌的早期生长来帮助诊断。

(一)检测分枝杆菌的代谢

1.BACTEC 460 系统

Middle Brook 等介绍了使用具有放射性的^{14}C 棕榈酸做底物的 7H12 培养基，专用于检测结核分枝杆菌及其他分枝杆菌(BACTEC 法)。随后推出了 BACTEC 460 TB 全自动分枝杆菌培养鉴定仪，实现了结核分枝杆菌快速分离。目前此仪器已在世界范围内广泛应用，进行血液、脑脊液、胸腔积液及其他无菌体液中细菌的专门快检。其主要原理为测定分枝杆菌的代谢产物，于 7H12 或 12B 培养瓶中加入放射性^{14}C 棕榈酸产物后，将经过处理的检测标本接种于上，若有分枝杆菌存在，则分枝杆菌代谢利用^{14}C 标记底物产生的$^{14}CO_2$能被检测到，测定其气体量进行换算。操作方法：经由自动传送系统把待测培养瓶移至检测位置，一支针头将气体抽送至电离室进行放射活性检测，以生长指数 GI 表示。BACTEC 460 TB 初代分离标本阳性报告所需时间平均为 9.7 天，快速生长菌（在 7 天内生长出来的非结核分枝杆菌）需要 3 天，阳性报告快速灵敏，不足是对于有放射性的废弃物处理起来有困难。目前，部分发达国家和我国的部分城市对其禁止使用，而该系统供应紧缺的配套试剂也对其继续使用产生制约。

2.BACTEC MGIT 960 系统

BACTEC MGIT 960 全自动快速分枝杆菌培养鉴定药敏仪运用荧光增强原理，其荧光指示剂对培养管内氧气浓度高度敏感，被包埋于 MGIT 培养管底部，从而培养管内的氧气浓度能直接被感应。当分枝杆菌在培养管内生长时，氧气出现消耗，则二极管激发荧光显示剂发出荧光，每隔 60 分钟，内荧光强度记忆探测器会对培养管内荧光的强度变化进行测定，若荧光强度出现加速度变化，系统将以生长单位 GU 形式报告该标本阳性，且直接打印出结果。对于阳性的培养管可以随即取出，进行涂片和抗酸染色，判断是否为分枝杆菌，并可分离菌种，制备菌悬液，第二次接种于预先配制好的含药物敏感试验所需的标准浓度药物之 MGIT 培养管（含 OADC）和空白对照 MGIT（含 OADC）培养管，再置入仪器内培养，以分枝杆菌的生长对比情况来判断药物的敏感性如何。由硝基-苯丙酮（NAP）、对硝基苯甲酸（PNB）及噻吩-2-羧酸肼（TCH）的药物敏感试验结果可做出分枝杆菌菌种的初步鉴定。对阳性标本进行涂片后如确认为分枝杆菌则发出报告。

（1）BACTEC MGIT 960 快速培养操作：根据痰标本的性状加入相当于其体积 1～2 倍的 4% NaOH，在涡旋振荡器上混匀 2～3 分钟，以加入 4% NaOH 溶液为始于室温下静置 15～20 分钟待标本消化处理。随后移入 50 mL 离心管，加入 0.1 M 无菌的 pH 6.8 磷酸盐缓冲液直至 50 mL 后旋紧封盖，3 000 转低温离心 15 分钟。缓慢倾去上清液，加入 0.1 mol/L 无菌 pH6.8 磷酸盐缓冲液 1～2 mL进行混匀。在杂菌抑制剂试剂瓶中倒入营养添加剂，使其充分溶解并混匀后加至 MGIT 7 mL 液体培养管，每管液量为0.8 mL，从中吸取 0.5 mL 的样本加入至 MGIT 7 mL 液体培养管里开始培养。培养管内荧光强度由荧光强度记忆探测器每隔 60 分钟进行测定并以生长指数 GI 值来报告结果。

（2）BACTEC MGIT 960 系统的优势如下。①设计先进：其采用 BACTEC™系列的连续荧光探测技术十分灵敏，能直接测定由于分枝杆菌生长而消耗的 O_2浓度的变化，进而监测到培养管内分枝杆菌的生长情况。②阳性检出耗时短：被认为目前最快的分枝杆菌培养、鉴定、药敏系统，原因之一可能由于

MGIT 960 培养基中所含的营养成分较全面及配制较合理。与改良罗氏(L-J)培养基比较,分别观察比较接种后的第 3 天与第 7 天的结果和随后每周 1 次的情况,由于 BACTEC MGIT 960 能每隔 60 分钟自动测定培养管内荧光强度,仪器会自动发出报警提示有阳性菌株的出现,故菌落的生长情况就无须人工来定时观察,尽早发现阳性菌株就更为简便快捷。阴性报告时间与传统罗氏(L-J)培养法规定的 56 天相比,减少了 42 天,因此使诊断与治疗时间大为缩短,其对分枝杆菌的快速培养阳性检出耗时平均为 9 天,而对鉴定、药物敏感试验时间平均为 4 天。对链霉素、异烟肼、利福平和乙胺丁醇全耐药菌株的阳性报告时间较其他耐药菌株更早。③阳性检出率高:与传统培养方法相比,提高了 10%;与 BACTEC 460 相比,则提高了 4.97%。④适用标本广:适用于来自痰液、胸腔积液、腹水、体液、脑积水、脑脊液、组织块状标本和其他非血液标本。⑤内置质控系统全自动:系统具有内置的每小时自动校正的定标管。BACTEC MGIT 960 全自动分枝杆菌快速培养鉴定药敏仪还可用于药效学的动态基础研究,从而大大减轻了工作人员的工作负担,并有助于操作安全性的提高。

(3)BACTEC 960 的不足:其配备的培养基、营养添加剂、杂菌抑制剂均为国外进口,故价格高昂。关于系统的污染率,则说法各异。有报道称污染率与传统改良罗氏(L-J)培养或无显著性差异;此外也有资料称 BACTEC 960 的污染率为 2.3%,相比罗氏培养法(L-J)法 6.5%的污染率有显著差异。如能对此系统进行更规范的操作,降低其污染率,对进口耗材转为国内自行研制开发和改进培养基,则能更好地降低实验成本,使 BACTEC 960 培养法能在基层结核病防控机构也有良好的应用前景。

3.Bact/ALERT 3D

(1)原理:假定测试样品中存在微生物,当其在培养基中代谢消耗基质时,会产生 CO_2。置于每个标本瓶底部的传感器随之发生变色,由蓝绿色变浅。发光二极管将光线投射到传感器上,使用一个光电探测器来测量反射光。产生的 CO_2 量与被反射的光成比例增长。故通过比较产生 CO_2 的量值与标本瓶中初始的 CO_2 水平能判断出结果。

如下情况可对样品确定为阳性:CO_2 产生的速率持续增加,初始 CO_2 含量高,和(或)CO_2 生成速率异常高。对 BacT/ALERT MP 标本瓶中的生长,也能视所产生的微量 CO_2 或 CO_2 缓慢持续的变化状态,对样本报告为阳性。若处于理想条件下,超过规定的时间后 CO_2 水平仍无明显变化,则系统会自动报告样本为阴性。

(2)操作过程如下。①前处理:采用 N-乙酰-L-半胱氨酸-氢氧化钠法,临用前新鲜配制的消化液所需成分为 4% 的氢氧化钠 50 mL、2.94% 的枸橼酸钠 50 mL、0.5 g 的 N-乙酰-L-半胱氨酸。用吸管从痰液干酪样部分(或胸腔积液、肺泡灌洗液、混浊的脑脊液离心后取沉淀物)吸取 2 mL 加于 50 mL 容量的无菌尖底离心管内,再注入等量的消化液,置入涡旋振荡器上15~20 秒,使样本混匀至液化,在室温下静置 15 分钟,随后加入 50 mL 无菌的 pH6.8 磷酸盐缓冲液至刻度平衡、封盖,颠倒混匀,3 000 g 离心 15 分钟。倾去上清液,将 1.5 mL 的 pH6.8 磷酸盐加入沉淀中,充分混匀使其成为悬浮液。②上机方法:按 BacT/ALERT 3D 的主菜单上的加瓶键进入加瓶屏幕。手持培养瓶将其放在条码扫描区扫描。读取条码后,加瓶屏幕显示培养瓶条码区,其余信息可不必录入。空余瓶位的箱体绿色的指示灯随之闪亮,打开箱体,可见空余瓶位指示灯闪亮,此时把培养瓶放入任意的有亮灯的瓶位,此信息可被系统自动记忆。培养瓶条码区空白时,则继续加入其余培养瓶。箱体的配置有用于 MP 瓶培养检测的 A 箱和 B 箱,用于放置药物敏感试验需使用的 MP 瓶的 C 箱,用于放置接种血液样本的 MB 和 SA 培养瓶的 D 箱。③阳性报告:仪器通过屏幕显示黄色对阳性培养瓶进行自动报警,阳性瓶的数量显示在培养瓶的计数框内。按阳性瓶的取出键,在主菜单上进入取瓶屏幕。绿色指示灯闪亮示箱体内有阳性瓶,打开箱体,即可发现阳性瓶指示灯闪亮。取出阳性瓶,稍稍晃动,于光亮处对培养液进行观察。若培养液的性状表现为澄清而透明,则需放回原位,继续进行培养。若培养液性状表现为混浊,一般考虑为被污染;若发现内有明显的颗粒悬浮,则视为分枝杆菌生长。以上两种情况均需取出培养瓶,混匀,抽取培养液进行涂片,抗酸染色法确认。取出阳性瓶后,则培养瓶计数框内的阳性瓶数量会相应减少,阳性瓶取完后计数为零。对培养阳性出现的日期在登记本上进行登记。

(3)评价 BacT/ALERT 3D 的特点:①新培养瓶可随机放置,对培养瓶的种类能及时进行分辨;具备临界值判断功能,对阳性标本能即时检测;当操作者有不规范操作时,系统可对其发出提示;对阴性瓶能批量进行移除,无单个扫描的步骤,全程行未知瓶的侦测,节省了处理错误和未知瓶上消耗的时间,加快了工作进度;操作无侵入性,监测连续;灵敏度较高,广泛适用于多种细菌检测,检测时间缩短。②图文指令简便,只需简单操作即可完成全部数据管理,对所有检测位连续检测的功能可确保实验结果能被及时报告。48 小时内可报告 90% 的阳性结果,与传统的 L-J 法比较,最短培养时间达 6 天,最长为 22 天,低假阳性率,阳性分离率较高、污染小,更安全,自动化程度较高,能达到现代化检验医学的要求，不失为较理想的分枝杆菌快速培养法。值得在有条件的实验室进行推广应用。

4.ESP 血培养系统

(1)原理：系统对需氧菌 12 分钟、厌氧菌 24 分钟行持续监测。由于细菌在生长代谢过程中消耗氧气，产生二氧化碳、氢气和氮气，培养瓶内的压力就随之发生改变，系统采用的为气压传感技术，经由压力传感器，随时检测到瓶内新变化，如细菌生长就会发出报警提示。系统使用的培养基为改良 Middle Brook 7H9 液体培养基。

(2)操作过程如下。①临床血标本采集和处理：无菌法采集血标本(成人5～10 mL/瓶，儿童 1～3 mL/瓶)，加入 ESP 需氧菌的专用瓶。②痰标本采集和处理：取痰标本各 1 mL，分别加入 2～3 mL 的 2%～4% NaOH 液，充分振荡，放置 10～20 分钟离心、弃去上清液，加入磷酸盐缓冲液进行中和，离心、弃去上清液，再加入 1 mL 缓冲液混匀，加入 Myco 培养瓶，并添加 1 mL Myco 助长剂与 0.5 mL Myco 抗生素。痰标本同时做结核分枝杆菌常规培养。③处理阳性培养瓶：仪器提示阳性时及时将标本转种血琼脂、巧克力(CO_2环境)和麦康凯平皿，35 ℃条件下培养 18～24 小时。对每一阳性培养瓶行涂片、革兰氏染色与直接药物敏感试验，将涂片结果通知临床以作为血培养一级报告；培养次日将直接药敏结果通知临床医师以做二级报告；对分离出的菌落进行生化鉴定和药物敏感试验，经 18～24 小时培养后，做出最终报告(即三级报告)。Myco 报警提示阳性时，取培养液涂片、抗酸染色、镜检。④处理阴性培养瓶：若培养监测 5 天仍未显示阳性，做无菌生长报告。用无菌注射器抽取血瓶肉汤转种血琼脂和巧克力平皿，培养 18～24 小时，如出现细菌生长，进行鉴定并补发报告。⑤判断假阳性与假阴性：当报警提示有菌生长却分离不到细菌时即为假阳性；5 天未显示报警但转种后能分离出细菌的即为假阴性。

(3)临床评价。①阳性检出率和检出时间：分枝杆菌初代分离率为 63.9%，与 BACTEC MGIT 960 系统报道的 71.2%无显著差异。阳性检出时间最短为 4.74 天，最长为 30.93 天，平均为 15.9 天，比常规 L-J 培养法快 2～3 倍，较 BACTEC MGIT 960 系统的 13.1 天稍慢。②假阳性：报道提示为 2.7%，比 BACTEC MGIT 960 系统的 0.7%高。假阳性的出现可能受痰标本处理操作中杂菌杀灭不完全的影响。对痰结核标本的消化处理并同时行普通细菌培养可排除假阳性。停电也可成为假阳性的原因之一，有条件者应使用不间断电源降低假阳性发生率。

(二)显微镜观察

1.显微镜观察药物敏感试验

(1)原理:基于显微镜观察药物敏感试验(microscopic observation drug susceptibility assay,MODS)为近年建立的新技术。Caviedes 发现结核分枝杆菌在液体培养基中生长速度较固体培养基快,且会有特征性索状结构形成为基础,而该特征结构能通过显微镜直接观察,以此确认结核分枝杆菌的生长及对药物的敏感性。

(2)操作:将 2 mL 痰标本加入 15 mL 离心管,添加等体积 NaOH-NALC 溶液,盖紧后置涡旋振荡器上振荡 20 秒,混匀使溶液附着整个管壁与盖,静置 15~20 分钟使其得到充分液化。添加磷酸盐缓冲液(pH6.8)进行中和,3 000 g 离心 15 分钟,弃上清液。用 7H9-OADC-PANTA 重悬 2 mL 离心沉淀,加入 1 mL 重悬液,混匀。将重悬标本接种至无菌 24 孔细胞培养板,密封入塑料袋,置 37 ℃温箱内培养。从孵育后第 3 天行倒置显微镜观察(10 倍目镜×40 倍物镜),每天观察1 次;如可观察到特征性索状结构,提示有 MTB 生长。观察到的早期结核分枝杆菌生长类似弯曲的绳索。若 21 天仍未见结核分枝杆菌生长则视为阴性。如孔内混浊,提示污染菌过度生长。

(3)评价:此法直接用显微镜观察培养物中的分枝杆菌,条件简单,仅需离心机、孵育箱和显微镜就能进行,相对其他如 MGIT 960 系统需昂贵仪器的方法,更适用于经济不发达而医疗资源有限的地区。研究发现在菌液浓度为 3×10^3 CFU/mL时,运用 MODS 技术检测判读结果的时间为 7 天;另有 4 种非结核分枝杆菌的标准株(草分枝杆菌、堪萨斯分枝杆菌、龟分枝杆菌、海分枝杆菌)也可能在液体培养基中被观察到索状结构的生长性状,则在镜下要与之区分 MTB 形成的特征索状结构就较困难;以对硝基苯甲酸 800 μg/mL、噻吩-2-羧酸肼2.5 μg/mL为检测条件,有助于提高检测的正确率。临床分离株检测结果表明,该法与传统罗氏培养法和鉴定法结果符合率为 97.0%,美国阿拉巴马大学伯明翰分校 Arias 报告 MODS 检测 MTB 的敏感性、特异性分别为 97.5%、94.4%。出现阳性结果的时间中位数为 5~10 天,平均时间为 7 天,较 L-J 法的平均 21 天短了许多,而与 MGIT 960 系统的平均 8 天相似。综上所述,MODS 技术检测 MTB 与传统罗氏培养和鉴定法结果符合率较高,且具有快速、操作简便、价廉等优点,适合 MTB 快速检测。

2.薄层琼脂法

(1)原理:薄层琼脂(TLA)法是一种新型的低成本结核病诊断方法,其使用的是固体培养基，也用显微镜来观察早期生长的结核分枝杆菌菌落。阳性检测出的时间为9～10天，并可依据镜下能观察到的结核分枝杆菌特征杆状表型进行初步鉴定。使用的培养基为Middle brook 7H11培养基和含有PNB的Middle brook 7H11培养基平板。鉴别时要观察这两种培养基上的菌落生长情况，结核分枝杆菌在前者上生长而在后者上受抑制。此法也应用于快速药物敏感试验。

(2)操作：①临床标本前处理使用氢氧化钠和N-乙酰-L-半胱氨酸处理，标准方法离心。②将0.1 mL沉淀涂抹接种在60 mm×15 mm的米氏Middle brook 7H11薄层琼脂培养板上，培养板含50 mg/L哌拉西林、20 mg/L两性霉素B和甲氧苄啶、100 mg/L油酸-清蛋白-葡萄糖-过氧化氢(OADC)。③接种完成后TLA板用封口膜封闭，并置于CO_2孵育箱内36 ℃培养。④在接种48小时后用普通显微镜100倍视野观察培养板一次，检查是否存在污染，之后每周观察2次，持续6周。依据菌落出现和特征形态行初步鉴定。⑤如出现阳性，比较观察7H11培养基上生长的菌落是否在7H11＋PNB培养基上也有生长。⑥对生长出的菌落进行齐-内染色确认。

(3)药物敏感试验：用四象限培养皿，在每个象限配制5 mL 7H11琼脂培养基。将其中一象限作为对照，其余三象限分别含1 μg/mL利福平、2 μg/mL氧氟沙星、6 μg/mL卡那霉素。首先用不同浓度的已知耐药谱的菌株对TLA法进行标化，然后从新鲜标本培养基刮取菌落并经过悬于灭菌去离子水中后调至与麦氏1号管相同浊度，进行1∶100或1∶50稀释(菌液浓度高有利于避免假敏感结果)。每象限接种10 μL菌液。用封口膜封闭培养皿，置于5% CO_2孵育箱内37 ℃培养。每周使用常规10×显微镜物镜观察，持续21天。若生长对照象限出现阳性，而含药象限出现菌落生长，则定义耐药；反之与对照象限相比，含药象限没有菌落生长则定义敏感。

(4)评价：TLA是实现早期诊断的快捷技术，其优势在于对实验室要求不高，仅需要一般的标准设备、标准显微镜和简单的培训。有研究报告使用昂贵的CO_2孵育箱与否仅使检测结果时间相差1天。TLA与其他液体培养基相比，潜在气溶胶危险减小，且不像MGIT一样费用昂贵且无法观察到菌落形态。用四象限培养皿能节省成本且缩短MTB耐药的检测时间，直接使用痰标本进行TLA可以避免药敏前培养需要2周时间的分离步骤，从而节约了时间提高效率。L-J或7H11培养基的传统方法，常需要1～2个月才能获得结果。TLA的平均生长时间涂阴标本和涂阳标本分别为7天和11.5天，与其他快速培养系统相比结果类似或更好。

有研究评价 TLA 方法直接应用于痰标本检测对利福平(RFP)和异烟肼(INH)的药物敏感性和特异性均为 100%。对于涂阳标本的耐药检出时间为 11 天。

(三)变色液体培养基

1.原理

分枝杆菌变色液体培养基为营养丰富的选择培养基,内含抑制杂菌生长的多种抗生素。改良米氏 7H9 培养基、促生长添加剂(加速结核分枝杆菌生长的血清、复合维生素)、抗生素混合物 PANT(多黏菌素 B、两性霉素 B、萘啶酸、甲氧苄啶)和氧化还原显示器(与显色有关),在国外已广泛应用。近几年国产的变色液体培养基已投入应用,其主要成分有磷酸盐缓冲液、谷氨酸钠、多种维生素、多种微量元素、甘油、马血清、变色剂以及甲氧苄啶、氨苄西林、多黏菌素 B、两性霉素 B 和萘啶酸等多种抗生素。显色原理:当分枝杆菌在液体培养基中生长时,通过氧化还原系统,培养基中含有的氧化还原指示剂四唑鎓盐就被还原,显示粉红色、红色或紫色的不溶于水的甲臜,在细胞表面呈现出来,能用肉眼直接观察菌落的变色。取培养液涂片、染色镜检。阳性结果报告时间与阳性检出率和 BACTEC TB 460 相当。

2.操作

培养:采用 2～4 倍体积的 4% NaOH 消化痰标本 20 分钟,以 5 000～10 000 rpm离心 10 分钟,用 pH6.8 磷酸盐缓冲液对沉淀进行洗涤 2 次,加入上述缓冲液 1 mL 混悬沉淀,各取 0.5 mL,分别接种于变色液体培养基,37 ℃下培养。每天观察 1 次,2 周后隔天观察 1 次,若培养基变紫红色或有紫红色颗粒沉淀则做涂片抗酸染色,证实有分枝杆菌时发出培养阳性报告。

3.评价

变色液体培养基总阳性率与 L-J 培养基总阳性率相比无显著性差异。变色液体培养基细菌生长周期平均为 13 天,较 L-J 培养基的 26 天缩短了一半。比较两种培养基接种 15 天时的培养阳性率,变色液体培养基的 83.6%比 L-J 培养基的 21.5%明显提高,提示变色液体培养基上的分枝杆菌生长速度更快,检出耗时明显较 L-J 培养基短,操作简便,经济实用,不需特殊仪器,但有报告污染率略高于 L-J 培养基,可能与痰标本前处理及洗涤沉淀中尚未严格掌握无菌操作程序有关。此外,变色液体培养基的结果判断具有主观性,变色时间也持续较短,仅 2～3 天,随后紫红色即有可能消失,提示及时地观察结果很重要,在选择稳定性强的指示剂上或有待进一步探索与改进。变色培养基还可进行耐药性的检测,具有基层临床推广的价值。

(四)其他新快速检测法

1.新鲜椰子汁与马血清为基础成为液体培养基

国内有医院报告对其加以改进后的类似培养基,使用新鲜椰子汁、马血清和甘油来制备新型液体培养基来培养结核分枝杆菌。比较其所需培养时间,新型液体培养基培养耗时平均为(9.66±3.14)天,而 L-J 培养基培养耗时平均为(27.56±7.74)天,前者平均提前了 17.9 天,明显缩短了培养时间,可及时为临床提供细菌学依据。这可能与培养基中的椰子汁含较丰富的氨基酸、矿物质及维生素等促细菌生长因素有关。检测操作需注意加强空气消毒及无菌操作,避免污染影响检测结果。另外,国内学者也仿效以上方法采用新鲜人血浆代替马血浆研制成的液体培养基,报告最快 5 天培养出结核分枝杆菌。

2.固液双相培养基

结核分枝杆菌通常在鸡蛋或血清琼脂等固体培养基上的生长表现缓慢,原因之一可能为标本经酸或碱进行前处理,直接接种在培养基后,至少需 2 天方可缓冲达到 pH7.2 左右。另外,结核分枝杆菌的细胞无法高效率地吸收营养成分也导致细菌对数生长期的延滞;而细菌细胞在液相培养基内时,完全浸泡在营养成分中,有利于新陈代谢的对数生长期提前。但液体培养基培养出的阳性菌落表现为白色颗粒状,使鉴别菌落特性产生困难;相反,固相培养基上生长的菌落则更典型而容易判断,有利于进行药物敏感试验菌落的挑选。相比之下,分枝杆菌的固液双向培养基则具有前二者优点互补之势,其以改良 L-J 培养基为基础,加入 4 mL 的 7H9 液相培养基(约至斜面一半处),pH 为 6.5~6.7 接种氢氧化钠与痰的混合液,使 pH 升高至 7.0~7.2。双相培养基中的液相部分能实现快速培养,而固相部分则可使分枝杆菌菌落典型化,这就是双相培养基的特点。

有关结核分枝杆菌于固液双相培养基上生长情况的实验显示,$H_{37}Rv$ 10^{-1} mg/mL菌液在液相培养基接种后的第 3 天,培养基中段出现略微混浊,出现5~8 个白色颗粒状菌落。第 5 天菌落则达到 15 个,8 天时培养基中段表现为乳白状混浊,转动试管进行观察,可看到无数菌落。与之相对比的固相培养基则为第 6 天始有明显小菌落产生,于第 9 天可布满整个斜面。菌落稍显粗糙,此点与改良罗氏培养基上的菌落表现相同。在固液双相培养基上的结核分枝杆菌平均生长耗时 14.4 天,较改良罗氏培养基的 23.5 天平均生长快了 9.1 天。固液双相培养基生长的结束时间为 30 天,与传统罗氏培养基规定的 8 周相比,结核分枝杆菌的培养时间缩短了 1 个月。

固液双相培养基使用磷酸盐缓冲液调节 pH 为 6.5~6.7,痰标本经由 2%氢氧化钠液处理后不必中和、不需离心，可直接接种，操作更为简便，并能使固相培养基上生长的菌落表现典型，挑取容易，对于药物敏感试验菌悬液的定量制作有利。传统的含药罗氏培养基存在两个尚未解决的主要问题，抗结核药物受热失活、蛋白质可发生吸附，与之相比的固液双相培养基不存在高蛋白组分对药物的吸附，也没有因加热凝固会导致药物失活的问题，故在药物敏感试验上显现较大优越性。固液双相培养基的污染率与改良罗氏培养基相比并无显著差异。改良罗氏培养基内的微量孔雀绿对杂菌的生长有抑制作用，同时可促进结核分枝杆菌的生长。固液双相培养基的固相培养基中的结核分枝杆菌生长较液相培养基稍慢，但优于罗氏培养基。使用固液双相培养基进行的药物敏感试验，使报告的平均天数(11.7 天)比改良罗氏培养基的药物敏感试验平均报告天数(20.5 天)提前了 8.8 天。2 周内即可报告多数药敏结果，对结核病的临床治疗具重要指导作用。应用固液双相培养基培养结核分枝杆菌及进行药物敏感试验的成本和改良罗氏培养基差不多，价格却远低于液体培养基。其菌型鉴定应用 PNB 固液双相培养基，利用 10 天即可达到结核分枝杆菌初筛的目的。

总的评价，固液双相培养基能刺激结核分枝杆菌的生长，尤其因为价格低廉、制备方便、操作简单，对我国广大基层医院和结核病院来说具有较高应用价值。

3.硝酸盐还原酶测定

硝酸盐还原酶测定原理：结核分枝杆菌代谢过程中会将硝酸盐分解为亚硝酸盐及氮氧化合物，而亚硝酸盐能与显色剂反应呈现浅红色、紫红色、深紫红色。加入的锌粉能防止氮氧化合物所导致的假阴性，从显色与否即可判断有无结核分枝杆菌的生长。Affolabi 等利用硝酸盐还原酶测定技术直接检测痰涂片中的结核分枝杆菌取得了比较满意的结果。

有学者对药物敏感试验进行报道称硝酸盐还原酶测定法于第 7 天时能观察到结果的达 84.78%，第 10 天能达 98.91%，至第 14 天即可全部观察出结果。试验操作：将临床新分离分枝杆菌及标准菌株经与标准麦氏比浊管，比浊后配成 1 mg/mL的菌悬液，取部分 1 mg/mL 的菌悬液用盐水稀释至 10～20 mg/mL，在 1 支含硝酸钾的改良罗氏培养基加入 0.1 mL 盐水作为空白对照管，在 3 支含硝酸钾的改良罗氏培养基中(不含药)分别加入 10～20 mg/mL 的菌悬液0.1 mL为对照管，在其他含硝酸钾的含药改良罗氏培养基中分别加入 1 mg/mL 的菌悬液 0.1 mL，37 ℃培养 7 天，取空白对照管一支加入 0.5 mL 显色剂，出现红色为阳性。若加入试剂后无颜色反应，可能原因：①硝酸盐没有被还原，试验阴性。

②硝酸盐被还原为氨和氮等其他产物而导致假阴性结果，这时应在试管内加入少许锌粉，如出现红色则表明试验确实为阴性。若仍不产生红色，表示试验为假阴性。当空白对照管阴性时取 1 支对照管，加入显色剂，如阳性则向其他含药管各加 0.5 mL 显色剂。阳性结果表明耐药；阴性结果表明对药物敏感如对照管阴性，则继续培养到第 10 天、第 14 天并重复以上操作。

类似研究表明硝酸盐还原酶测定法的耐药性检测对 RFP、INH、链霉素(SM)、乙胺丁醇(EMB)，这 4 种一线药物的检测灵敏度分别为 96.83%、97.22%、94.11%、88.89%；特异度为 92.59%、85.0%、87.80%、96.43%；符合率为 93.48%、96.74%、91.30%、93.48%。

对硝酸盐还原酶测定法总的评价是廉价、快速、操作简便、耗时短，不失为快速检测结核分枝杆菌药敏的方法，但仍需通过改进实验室方法降低假阴性与假阳性，进一步提高准确度。

4.氧化还原指示剂比色测定

氧化还原指示剂比色测定又称比色法。检测原理：于液体培养基中使用各种不同浓度的抗结核药物和氧化还原指示剂，加入标本后孵育一定时间，以指示剂颜色的改变来判断标本中是否有耐药 MTB 的存在，若指示剂有还原反应出现，提示 MTB 生长，该菌株在此药物浓度下对此种药物耐药。常用指示剂有 XTT、MTT、刃天青和阿拉玛蓝等。此法不需特殊仪器，成本低，回报结果平均 10 天，灵敏度为 91%，特异性较弱为 71%，如有杂菌污染可出现假阳性。

5.噬菌体生物扩增法

(1)原理：噬菌体生物扩增法已被用于结核分枝杆菌的快速检测及药物敏感试验。此方法利用分枝杆菌噬菌体 D29 对缓慢生长的结核分枝杆菌及快速生长的耻垢分枝杆菌的亲噬性，使用杀毒剂灭活未进入菌体内的噬菌体，让已进入菌体内的噬菌体在其中大量增殖而最终使菌体裂解。则观察到琼脂平板上会出现透明状噬菌斑，由于噬菌斑的数量与待检标本中结核分枝杆菌的含量成正比，故可因此推算出标本中结核分枝杆菌的含量。行药物敏感试验时在培养基内加入抗结核药物，由于药物对结核分枝杆菌有抑制作用，噬菌体就无法进入菌体，噬菌斑便不能形成，以此判断为敏感；反之若有噬菌斑形成，则判断为耐药菌株。

(2)操作。①前处理：将临床标本用 NALC-NaOH 进行处理，以去除污染，采用 15 mL 的 PhageTek MB Medi Plus 进行冲洗，37 ℃条件下过夜。(菌液不必去污染，行药物敏感试验时添加相应药物，SM、RFP 孵育 24 小时，INH 孵育 48 小时，使终浓度分别为 SM 1 μg/mL、RFP 2 μg/mL、INH 0.1 μg/mL)。②感染噬菌体：向临床样本中加入噬菌体 100 μL，37 ℃条件下孵育 1 小时。③清除结核病患者体外游离噬菌体：向临床样本中加入强效病毒剂 100 μL，充分震荡后静置 5 分钟。④中和：向临床样本中加 5 mL 的 Medi Plus，静置片刻。⑤表达：向临床样本中加帮助细胞 1 mL，倒入瓶皿中，加入 5 mL 融化的琼胶(50～60 ℃)，旋转混匀，静置，37 ℃条件下过夜。⑥结果判定：0～19 个菌斑为阴性，提示标本中无活结核分枝杆菌；20 或更多菌斑为阳性，提示标本中有活的结核分枝杆菌(药敏结果判定：药敏培养基菌斑数＜20 或药敏培养基菌斑数/对照培养基菌斑数小于 10%，判定为敏感；药敏培养基菌斑数/对照培养基菌斑数＞50%，判定为耐药；10%～50%判定为可疑)。

(3)评价：目前，国外还用该法测定一线药物的敏感性。据 Wilson 等报道，该法对 INH 耐药株的检出率达 88.2%，与常规药物敏感试验符合率超过 95%。国内已有医院将此纳入新的结核检测项目进行临床应用。有学者对 116 例结核患者的胸腔积液标本进行检测，结果显示其敏感度为 79.3%，而有学者对 150 份标本进行检测，结果显示其阳性率仅为 63.3%。其优点是能区分死菌和活菌，耗时短，1～2 天便能观察结果。噬菌体的裂解作用能在实验过程中杀死结核分枝杆菌，保护了操作人员，无须特殊仪器，成本低廉，易于在实验室推广。应用噬菌体法检测铜绿假单胞菌、肺炎双球菌、金黄色葡萄球菌、大肠埃希菌这4 种呼吸道常见细菌均为阴性。但噬菌体 D29 除了感染缓慢生长的 MTB，对另外少数几种快速生长分枝杆菌也能感染，所以该法特异性不高；且判定结果还受标本中 MTB 含量多少的影响，这两点不足限制了其在痰涂片标本中的直接应用。

四、分枝杆菌菌种鉴定

(一)PNB、TCH 鉴别培养基鉴定

1.对硝基苯甲酸(PNB)培养基

在 L-J 培养基中加入用二甲基甲酰胺溶解制备成的 50 mg/mL 的 100 倍母液 PNB，其终浓度为 0.5 mg/mL，分装、凝固。

2.噻吩-2-羧酸肼(TCH)培养基

用无菌蒸馏水溶解 TCH 成 0.5 mg/mL 的母液，按 1∶100 加入罗氏培养基中制备培养基，TCH 于培养基内终浓度为 5 μg/mL，分装、凝固。

3.接种

行药物敏感试验同时各接种 PNB、TCH 培养基 1 支，菌液浓度为 10^{-3} mg/mL，每支接种量为 0.1 mL。

4.观察结果与记录

观察同药敏记录,结果记录见表 6-1。

表 6-1　观察结果与记录

	PNB	TCH	L-J
结核分枝杆菌	−	+	+
牛分枝杆菌	−	−	+
非结核分枝杆菌	+	+	+

(二)培养特性

1.生长速度

于改良罗氏培养基上接种原始分离株的次级培养物 10^{-2} mg/mL 菌液 0.1 mL,分别于 37 ℃、45 ℃、28 ℃下进行孵育。若 1 周内有菌落生长则判定为快速生长分枝杆菌,1 周后生长的判定为缓慢生长分枝杆菌。

2.色素产生

在两支改良罗氏培养基上接种分离菌株,用锡纸或黑纸包将其中一支缠住密封遮光,另一支则不遮光,随后一同置 37 ℃下进行孵育。发现不遮光的培养基有菌落生长时,则打开遮光的一支进行观察。如有色素产生则为暗产色菌,若无色素可见,则开启试管塞,用 100 瓦钨灯泡距离 50 cm 行照射 2～3 小时,持续 37 ℃孵育 3 天,每天观察 1 次,如有色素产生则判定为光产色菌。如无论光照或黑暗与不产生色素的菌落判定为不产色菌。

(三)生化试验

1.耐热触酶试验方法

使用生长在 L-J 培养基 3～4 周菌落,磨菌比浊制备 10 mg/mL 菌悬液,取 0.5 mL,加入 1/15 mol/mL 磷酸盐 1.0 mL,置 68 ℃下进行水浴 20 分钟,冷却,慢慢滴加 30%的 H_2O_2 和 10%的 tween-80 液等量混 0.5 mL。

(1)结果判定:阳性为持续有小气泡产生,阴性为 10～20 分钟仍有气泡产生。空白试剂对照无气泡产生。

(2)对照菌株:堪萨斯分枝杆菌为阳性,结核分枝杆菌为阴性。

2.硝酸盐还原试验

使用生长在改良罗氏培养基 3～4 周的菌落,磨菌比浊制备 10 mg/mL 菌悬液,取 0.5 mL,加入硝酸盐溶液内,置 37 ℃下进行水浴 2 小时,取出,每管加 2 倍稀释的浓 HCl 液各 1 滴。随后加入 0.2%的氨基苯磺胺水溶液与 0.1%的 N-萘乙烯二胺盐酸盐水溶液各 2 滴。

(1)结果判定:阳性为 1 分钟呈红色者,阴性为无色者。空白试剂对照无色。

(2)对照菌株:结核分枝杆菌为强阳性,牛分枝杆菌为阴性。

3.tween-80 水解试验

使用生长在改良罗氏培养基 3～4 周的菌落,磨菌比浊制备 10 mg/mL 菌悬液,取 0.5 mL,加入中性红溶液中,置 37 ℃下孵育 10 天,第 3 天、第 5 天、第10 天观察颜色变化。

(1)结果判定:阳性为菌液由琥珀色变为紫红色,阴性为不变色。空白试剂对照不变色。

(2)对照菌株:堪萨斯分枝杆菌呈阳性,瘰疬分枝杆菌呈阴性。

4.尿素酶试验

使用生长在改良罗氏培养基 3～4 周的菌落,磨菌比浊制备 10 mg/mL 菌悬液,取 0.5 mL,加入尿素溶液中,每管加 0.1%酚红各 1 滴,置 37 ℃下进行孵育 3 天,观察结果。

(1)结果判定:阳性为菌液呈现红色,阴性为不变色。空白试剂对照不变色。

(2)对照菌株:结核分枝杆菌呈阳性,蟾蜍分枝杆菌呈阴性。

5.芳香硫酸酯酶试验

使用生长在改良罗氏培养基 3～4 周的菌落,磨菌比浊制备 20～40 mg/mL 菌悬液,取 2 支二硫酚酞三钾盐溶液,各加 0.5 mL 菌悬液,置 37 ℃下孵育,第 3 天和第 10 天各取 1 支,加 0.5 mL 的 10.6% Na_2CO_3水溶液,观察颜色的变化。

(1)结果判定:阳性为菌液呈现紫红色,阴性为不变色。空白试剂对照不变色。

(2)对照菌株:偶然分枝杆菌呈阳性,结核分枝杆菌呈阴性。

6.铁离子吸收试验

使用生长在改良罗氏培养基 3～4 周的菌落,磨菌比浊制备 1.0 mg/ mL 菌悬液,取 0.1 mL 接种于改良罗氏培养基,将管内冷凝水于接种前吸弃,在培养基底部加入 4%枸橼酸铁铵水溶液,在管塞上插针头以便通气,置 37 ℃下进行孵育 3 周,每周观察 1 次。

(1)结果判定:阳性为菌落呈铁锈色,阴性为不变色。

(2)对照菌株:偶然分枝杆菌呈阳性,龟分枝杆菌呈阴性。

7.亚碲酸盐还原试验

使用生长在改良罗氏培养基 3～4 周的菌落,磨菌比浊制备 1 mg/ mL 菌悬液，取 0.1 mL 接种在 0.5%苏通琼脂培养基，置 37 ℃下进行孵育 7 天，加亚碲酸钾液 2 滴，再孵育 3 天，观察结果。

(1)结果判定：阳性为有黑色或深棕色沉淀物出现，阴性为无沉淀物出现。空白试剂对照无变化。

(2)对照菌株：胞内分枝杆菌呈阳性，次要分枝杆菌呈阴性。

3.烟酸试验

使用生长在改良罗氏培养基 3～4 周的菌株 1 支，加沸水 2 mL 于培养基斜面，振荡 5～10 次，平放台上静置 5～10 分钟。取 0.8 mL 浸提上清液，分别放入 0.4 mL 两支小试管内，各加 0.1 mL 的 3%联苯胺乙醇溶液，其中一管再加 0.1 mL的 10%溴化氰溶液，观察菌液变化。

(1)结果判定：阳性为加 10%溴化氰溶液管内的菌液有红色或桃红色沉淀出现，阴性为白色沉淀出现。空白试剂对照不变色。

(2)对照菌株：结核分枝杆菌者呈阳性，牛分枝杆菌呈阴性。

(3)说明：阳性结果仅当烟酸含量为 2 μg 以上时才出现，因此菌株菌落数要求大于 50 个，否则可能产生假阴性。若溴化氰液发生沉淀，于使用前置于室温中，待溶解后再行使用；对 INH 高度耐药结核分枝杆菌的结果可能出现假阴性。试验完毕后在试管中加等量 4% NaOH 液，需 24 小时后才能使溴化氰毒性消除。

(四)鉴别培养基

1.5%NaCl 培养基

将 0.1 mL 的 10^{-2} mg/mL 菌悬液接种在 5% NaCl 培养基上，置 37 ℃下孵育，每周观察 1 次直至第 4 周，使用改良罗氏培养基作对照。

结果判定：阳性为对照管及试管均有菌落生长，阴性为只有对照管生长菌落。快速生长分枝杆菌不产色菌中龟分枝杆菌龟亚种为阴性。

2.苦味酸培养基

在苦味酸培养基斜面接种 0.1 mL 的 1～2 mg/mL 菌悬液，置 37 ℃下孵育 2 周。

结果判定：有菌落生长为快速生长菌，龟分枝杆菌亚种不生长，龟分枝杆菌脓肿亚种可生长，二者依此进行鉴别。

3.谷氨酸钠葡萄糖琼脂培养基

取 0.1 mL 的 1 mg/mL 菌悬液接种于斜面上，同时接种改良罗氏培养基作对照，置 37 ℃下孵育 3 周，进行结果观察。

结果判定：胞内分枝杆菌生长，鸟分枝杆菌不生长。

4.麦康凯琼脂培养基

在麦康凯琼脂培养基平板上接种被试菌株，不含 NaCl，5～11 天时观察生长情况，平皿置于铺湿纱布的有盖容器中。

结果判定：阳性为菌落生长，并经涂片抗酸染色为抗酸性者，阴性为无菌落生长或非抗酸性菌者。偶然分枝杆菌及龟分枝杆菌为阳性，千田、塞内加尔、耻垢等非产色快速生长分枝杆菌为阴性。

第三节　肺结核患者发现

一、发现意义

患者发现是指采用问诊、影像学检查、实验室检查以及其他检查方法，及时准确地将新发生的结核病患者从健康人群中发现出来。患者发现的目的是把患者筛选出来，从而获得及时有效的治疗，消除传染源，降低结核病传播。患者发现不能仅局限在发现患者，筛选发现患者是手段，真正的目的是要将发现的患者有效治疗。因此，患者发现和患者治疗紧密联系，不可分割。在不断加强发现时间，提高患者发现水平的同时，需要保证足够的治疗能力，确保所有发现的患者能够得到及时治疗。

二、发现对象

一般人群在感染结核分枝杆菌后，可能出现各种各样的临床症状，但这些症状很多并非结核病患者所特有。尽管如此，将结核病可疑症状作为筛选患者的指征，还是相当有效的。为了多发现传染性肺结核患者，必须识别人群中结核病可疑症状者。大量研究分析证明，80％以上的肺结核患者出现过肺结核可疑症状。

（一）肺结核常见症状

不同类型的结核病患者临床症状多种多样，但有共同之处。识别结核病症状在结核病早期发现、诊断和治疗中具有重要意义。

1.肺结核局部症状

肺结核的基本病变有炎性渗出、增生和坏死。咳嗽、咳痰≥2 周，咯血或血痰是肺结核的主要局部症状。

2.肺结核的全身症状

肺结核的全身症状主要包括胸闷、胸痛、低热、盗汗、乏力、食欲缺乏、消瘦、女性月经失调等，甚至出现性格改变、结节性红斑、血细胞计数减少等症状。相当一部分结核病患者早期可无明显症状，有些患者甚至因发热、咳嗽、咳痰症状被误诊为感冒。

(二)肺结核可疑症状者

对肺结核可疑症状者定义的描述，随着我国结核病防治工作的推进也不断发生变化，《中国结核病防治规划实施工作指南(2021 年版)》(以下简称《2021 版指南》)将咳嗽、咳痰≥2 周、咯血或血痰视为肺结核的主要症状，具有以上任何一项症状者为肺结核可疑症状者。在未来一段时间内，将继续采用该可疑症状者的定义。

(三)发现对象

结核病主要包括肺结核和肺外结核两大类，肺结核又可根据排菌量的多少和根据细菌学检查结果分为病原学阳性和病原学阴性。

随着结核病检测手段的不断升级，肺结核发现的重点对象也在不断扩展。《2021 版指南》规定肺结核的主要发现对象是活动性肺结核患者，其中涂阳肺结核患者为主要发现对象。病原学阳性是指通过痰涂片、培养、分子生物学诊断等确定为病原学阳性的肺结核患者(指示患者，包括初治患者和复治患者)。随着耐多药结核病的挑战日益凸显，在病原学阳性肺结核患者中发现耐药结核病患者已经成为肺结核发现的主要对象。

患者发现的主要目的是发现传染病，控制传染源。因此，一直以来我国患者发现对象的重点始终围绕具有传染性的患者。肺结核患者中传染性最大的是涂阳患者，即痰涂片经过抗酸染色后，在显微镜下可以见到抗酸杆菌。这类患者排菌量较大，每毫升痰液内至少含有 1 000 个结核分枝杆菌，如果 1 mL 痰液中含 1 000～10 000 个结核分枝杆菌，痰涂片检查的阳性率为 40%～50%；如果1 mL 痰液中含结核分枝杆菌<1 000 个，痰涂片检查的阳性率极低，仅为 4%。痰液内结核分枝杆菌含量极少时，只有通过结核分枝杆菌培养才可能发现结核分枝杆菌。痰涂片检查阳性患者痰液内含有大量结核分枝杆菌，其传染性最强，每年可能传染 10～20 人；若痰涂片检查阴性的患者、培养阳性，则说明患者咳出的痰内仅含有少量结核分枝杆菌，这类患者的传染性相当于涂阳患者的 1/5，与涂片

阴性、培养阴性的患者类似，每年仅传染 2～4 人。

值得强调的是，尽管患者发现的重点是病原学阳性，尤其是涂阳的肺结核患者。但绝不能放松对涂阴结核病患者的发现和治疗工作，一方面是涂阴结核病也具有传染性，只是传染性较小；另一方面是如果涂阴结核病患者得不到及时、有效的治疗，也可能进一步转化为涂阳患者。随着国家经济进一步发展，结核病防治工作进一步深入，所有的活动性结核病患者都是需要关注的对象。

三、发现方式

采用被动和主动等方式多途径发现肺结核患者，实现肺结核患者早发现和早治疗，以减少结核分枝杆菌在人群中的传播。结核病可以累及人体的各个脏器，但唯有痰菌阳性的肺结核患者具有传染性。为防止结核病在人群中的传播和蔓延，必须尽早、尽快发现人群中具有传染性的肺结核患者，并尽早给予有效治疗，有效控制结核病的传播。

肺结核发现方式主要分为两大类，即被动发现和主动发现。

（一）被动发现

主要是因症就诊发现患者，这是一种较常见患者的发现手段，即在人群中开展广泛的社会动员和宣传教育，让其了解肺结核病常出现的症状，如咳嗽、咳痰 2 周以上或有咯血症状者，应主动到医院就诊，接受相关检查，做到早发现、早诊断、早治疗。这种发现手段低，是值得推广的方法。根据患者来源途径，被动发现主要包括以下几种方式。

1.因症就诊

患者因肺结核可疑症状直接到结核病定点医疗机构就诊。医疗卫生机构对就诊的肺结核可疑症状者应及时进行结核病相关检查，对发现的肺结核或疑似肺结核患者开展结核病防治知识的宣传教育，使其了解及时诊治的重要性，并转诊到结核病定点医疗机构。

疾病预防控制机构要对转诊未到位的患者开展追踪，组织基层医疗卫生机构督促并尽力确保患者到结核病定点医疗机构进行及时诊治。

2.推介

基层医疗卫生机构将肺结核可疑症状者推介到结核病定点医疗机构就诊。基层医疗卫生机构的医师要询问前来就诊的患者，是否有咳嗽、咳痰、咯血、血痰、发热、盗汗、胸痛或不明原因消瘦等肺结核可疑症状，以及症状出现和持续的时间。将肺结核可疑症状者推介到上级机构进行诊疗，并在 1 周内电话随访，了解其是否已前去就诊，督促未就诊者及时就诊检查。

3.转诊

患者出现肺结核可疑症状后到医疗卫生机构（包括结核病定点医疗机构、非结核科和非结核病定点医疗机构）就诊，经胸部 X 线检查或痰菌检查等诊断为肺结核或疑似肺结核后，医师将嘱患者到结核病定点医疗机构结核科就诊。

(1)定点医疗机构内部转诊，非结核门诊应将发现的肺结核或疑似肺结核患者诊断结果填写至门诊工作日志，填写传染病报告卡并报告给防保科，将疑似肺结核患者（危急重症患者除外）转诊至结核科，如果患者因各种原因不能到结核科就诊，请在留存的转诊单上注明。因其他疾病住院或需要鉴别诊断住院的患者在确诊肺结核后，填写传染病报告卡，并报告给防保科，同时通知结核科门诊医师进行登记。所有出院的肺结核患者，出院时转诊到结核科进行后续治疗，如果患者因各种原因不能到结核科就诊，请在留存的转诊单上注明。结核科门诊对转诊（含院内和院外转诊）的患者进行诊断，及时订正传染病报告信息管理系统（即大疫情网络直报系统）中传染病报告卡信息。将所有确诊的活动性肺结核患者信息进行登记并且录入结核病管理信息系统。

(2)非定点医疗机构转诊，非定点医疗机构对于发现的疑似肺结核患者，需要在 24 小时内完成大疫情网络直报，并将患者转诊至定点医疗机构。

4.追踪

对已进行疫情报告但未到结核病定点医疗机构就诊的肺结核和疑似肺结核患者，疾病预防控制机构组织基层医疗卫生机构对患者开展追踪，督促其到结核病定点医疗机构进行诊治。

(二)主动发现

由医疗保健单位、卫生主管部门组织社区或厂矿企业等人群接受与肺结核有关的医学检查，以发现肺结核患者，称为主动发现（包括普查和重点人群筛查）。

1.普查

对某地区或某集团的全部人群无选择地进行肺结核病检查，如对学校、机关、厂矿、部队和街道、农村社区人群开展的肺结核检查。通过普查可以发现人群中的现患肺结核患者，掌握普查时点人群的患病率水平。如果在同一人群进行间隔一定时期（如 1 年、5 年或 10 年）的连续检查，可获得发病率和患病率发展趋势等指标。但普查耗费的人力、物力和财力较大，必须考虑成本和效益。在疫情严重地区或有结核病暴发流行的人群中，开展一次小范围的普查，可以把已发生的肺结核患者在较短时间内全部筛查出来，给予规范化治疗，不失为一种有效的发现手段。

2.主动筛查

对患结核病或发生结核病可能性较大的人群进行筛查，将受检人数减少到最低限度，提高患者的检出率，以达到事半功倍的效果。发现和确诊的肺结核患者，给予正规的抗结核药物治疗。但这类手段不能经常采用，只能在间隔一定时限（至少1年）后再重复一次，不宜多次重复。疾病预防控制机构组织结核病定点医疗机构和基层医疗卫生机构对辖区内病原学阳性肺结核患者的密切接触者、HIV 感染者和 AIDS 患者等高危人群开展结核病筛查。各地可根据实际情况，将寄宿制学校学生、监管场所被监管人员、集中居住的农民工、部分疫情高发县区居民等人群纳入筛查范围。

3.健康体检

对部分与人群经常接触的特殊从业者进行定期体检，如炊事人员、幼教人员、服务性行业的从业人员。开展健康体检的各级、各类医疗卫生机构，将在体检过程中发现的肺结核或疑似肺结核患者，及时转诊至结核病定点医疗机构进行诊治。

四、发现程序与方法

对于初次就诊的患者，要首先进行问诊，填写初诊登记本，并根据就诊对象的不同，同时开展胸部影像学检查、结核病实验室检查和其他相关检查，开具相关的检查申请单。

（一）问诊

1.结核病症状询问

结核病的症状是非特异的，但作为筛选患者的指征是相当有效的。

2.结核病接触史询问

结核病发病的前提就是与结核病传染源接触并受其感染，有接触史者发病率高于无接触史者。因此，结核病密切接触史对于结核病的发现具有十分重要的意义。对就诊的结核病患者应该详细询问并记录其接触的结核病患者的病情、涂片、培养、治疗方案等情况。有研究表明，涂阳患者的家庭接触者更有可能被检出肺结核。

3.结核菌素反应

结核菌素反应对结核病筛查极为重要。因此，对初诊患者应该询问其结核菌素反应情况，结核菌素阳转者比已阳性者发病率高，已阳性者比未感染者发病率高。

4.询问既往史

详细询问患者既往抗结核治疗史和诊疗经过,如是否患过结核病,是否已在其他地区登记,曾经接受过何种抗结核药物治疗,用药时间以及疗程结束后的治疗转归等内容。这些既往史对于确定患者诊断分类、选择化疗方案、推测耐药情况和判断预后非常有用。

(二)肺结核相关检查

1.免疫学检查

(1)结核菌素试验:结核菌素通常指旧结核菌素和结核菌素纯蛋白衍生物(PPD),后者是将旧结核菌素过滤后再用硫酸铵加以沉淀而获得纯度较高的结核分枝杆菌分泌性蛋白质。常用于结核病流行病学调查、结核分枝杆菌感染情况监测、卡介苗接种前试验、结核病辅助诊断等方面。结核菌素皮肤试验是测定是否感染结核分枝杆菌的一种传统方法,目前虽然结核菌素试验在测定结核分枝杆菌感染上的灵敏性和特异性不能达到100%,但结核菌素阳性表明已被结核分枝杆菌感染,只有感染结核分枝杆菌才可能发生结核病,正因为如此,结核菌素试验广泛用于结核病患者发现,从而缩小检查范围。此外,结核菌素试验对于儿童结核病筛查具有重要意义。①结核菌素试验的反应,结核菌素试验(结素试验)的皮肤反应是迟发型超敏反应,其特征是皮试24小时后皮肤反应渐达高峰,出现红肿、硬结的表现。②结核菌素反应的判断与分类,结核菌素试验采用皮内法,这是国际通用的标准结核菌素试验方法,并作为其他试验方法的最后鉴定标准。结核菌素试验在阳性、可疑和阴性反应之间没有精确、科学的分界线,因此对具体情况应进行具体分析。③结核菌素试验对象,婴幼儿接种卡介苗后判断是否成功的方法为接种后12周做结核菌素试验,皮肤反应阳性即认为接种成功。结核病的诊断,特别是儿童结核病的诊断,结核菌素试验可以作为诊断方法之一。结核分枝杆菌感染率的调查和监测需要通过标准结核菌素试验来进行。

(2)新型结核菌素皮肤试验:这是一种新的结核潜伏感染检测方法,因其免疫学高效表达的ESAT-6和CFP-10,在卡介苗菌株及绝大多数分枝杆菌中缺如,检测结果有较好的敏感性和特异性。进行皮肤试验后48～72小时检查红晕和硬结的大小,直径≥5 mm为阳性,以红晕或硬结大者为标准。

(3)结核抗体检测:常用的方法有酶联免疫吸附试验和蛋白芯片技术。

(4)γ-干扰素释放试验:γ-干扰素释放试验敏感度及特异性高,假阴性率和假阳性率低。缺点有以下几点：①试验需要专门的检测器材。②阳性结果仅提示存在结核分枝杆菌感染，不能作为诊断活动性肺结核的依据。③不适用于对怀疑感染结核分枝杆菌的长期服用免疫抑制剂或自身免疫功能低下的患者进行检测。

2.影像学检查

肺结核的诊断虽然致力于病原体的检查，但包括空洞型肺结核在内的所有肺结核患者，其痰菌阳性检出率不超过50%。由于肺部组织含有大量气体，在X线检查时可形成良好的自然对比，即使很小的病变也可获得清晰的图像，因此在肺结核的诊断与鉴别诊断中影像学检查具有重要价值。随着科学技术的进一步发展，影像医学在临床诊断中的地位越发重要。

(1)X线检查：在肺结核筛选诊断上有重要意义，肺部X线异常者最终确诊为肺结核的比例非常高，病变在1 cm以上者都可发现。

用透视法筛查比较经济、简便，可以立即出结果。透视可随意转动患者，能检出骨骼下病变阴影，但无影像记录，无法进行前后动态对比。而且受操作者技术熟练程度和经验的影响较大，操作者和被检查者受辐射的量都比较大。

X线直接摄影用于筛选诊断成本比较大。X线间接摄影能保存永久性记录，速度快，方法简便。但只有平面像，需要放大阅读，容易出现过诊的情况，年龄较小的儿童不易配合。

电子计算机X线摄影可以获得多层次影像信息，可对影像资料进行数字化管理，可清楚显示纵隔旁、肋膈窦及心影后处的病变，可显示气管、主支气管及其内腔的状况，有利于显示肺结核病灶的内部结构，如病灶内的钙化、空洞，可重点显示感兴趣区的影像信息，如病灶放大、对比观察等。

(2)CT检查：CT不仅可以超薄层扫描获得清晰的横断面影像，而且可以获得真正的三维立体图像。避免了影像的相互重叠，有利于发现胸部隐蔽部位的病变。①可清楚显示各型肺结核不同时期的病变特点，如有无空洞、少量积液、发现平片上不易诊断的病灶周围炎等；②可更清楚地显示肺门及纵隔淋巴结结核性肿大环状强化特点，有助于与肿瘤性淋巴结肿大鉴别；③可显示早期血行播散性粟粒结节影像；④可显示包裹性脓胸的脓腔及增厚胸膜的状况；⑤可显示结核性支气管狭窄、扩张；⑥可评价肺结核的活动性，确定是否需要进行抗结核治疗或肺结核经抗结核治疗达到疗程后是否可以停药。有助于胸部疾病的CT定位穿刺活体组织检查及定位引流等介入性诊疗技术的应用。

相比CT检查，虽然普通胸部X线具有密度分辨率低、有影像重叠、难以显示微小病灶等主要缺陷，但胸部X线具有设备简单、操作简便、检查费用低、照射剂量低于CT、便于推广和普查的优点，具有较好的诊断价值。特别是在经济欠发达地区，胸部X线或胸部透视在基层医疗机构仍是肺结核诊断中最基本、最主要的影像学检查手段。

3.细菌学检测

痰结核分枝杆菌检查对确定诊断和发现传染源具有决定性意义。目前常用的痰菌检查方法主要包括痰涂片、痰培养和药物敏感试验等。

(1)痰涂片抗酸杆菌镜检。①镜检方法：痰涂片抗酸染色是我国使用了100多年的结核病诊断方法，通常需要留取3份痰标本从而提高检出的阳性率。有研究表明，3份痰标本痰涂片的阳性检出率能够达到90%以上，2份痰标本痰涂片的阳性检出率能够达到80%以上，1份痰标本痰涂片阳性检出率有60%～70%。痰涂片抗酸杆菌(AFB)镜检主要包括齐-内染色和荧光染色。荧光染色较传统抗酸染色能够提高阳性检出率，减轻实验室工作人员的负担。国内外众多研究结果显示，荧光染色法的敏感度及特异度较镜检法高，且具有价格易于接受、可操作性强等优点，未来有望在基层广泛推广。②镜检意义：由于结核分枝杆菌生长缓慢，培养结果需要几个星期，而分子生物学成本较高，因此，痰涂片抗酸染色镜检在早期诊断结核病方面尤为重要。另外，由于痰涂片染色是很多发展中国家仅有的结核病实验室诊断手段，因此，痰涂片检查是现代结核病控制策略中发现传染性肺结核患者的主要方法。

(2)分枝杆菌分离培养检查法：这是结核病确诊最可靠的方法，是获得纯培养物进行菌种鉴定、药物敏感试验以及其他生物学研究的基础。痰培养主要包括传统的酸性罗氏培养和液体培养技术。

分枝杆菌液体培养是使用分枝杆菌快速培养仪，通过测定细菌生长代谢检测分枝杆菌生长情况的方法。由于应用营养丰富的液体培养基，并且检测仪能连续监测，所以提高了从标本中分离分枝杆菌的敏感性，进而缩短报告结果的时间，通常5～7天可以出报告，分离培养阳性率高于固体培养10%。尽管如此，液体培养在推广使用也存在瓶颈，一方面液体培养的污染率相对较高，有研究显示通常为5.6%～9.3%，高于传统培养；另一方面液体培养设备昂贵，检测试剂主要靠进口，尽管液体培养时间较传统培养缩短，但仍需要较长时间。

(3)噬菌体生物扩增法：通过观测琼脂平板上的噬菌斑来判断标本有无活的结核分枝杆菌，具有检测周期短、无须培养、对检测人员及设备要求低等优点，是一项适合在欠发达地区推广的检测技术。研究显示该法虽具有特异性高的优点,但存在敏感度低且多变的明显缺陷。若能通过改良进一步提高敏感度,该方法将有非常乐观的推广前景。

(4)分子生物学检测。①方法:分子生物学检测技术迄今已经有 20 多年的发展历程,检测方法主要可以分为两大类,一是 DNA 扩增技术,二是 RNA 扩增技术。DNA 扩增技术在判断是否为活动性结核病上存在很大差异。因为结核病患者普遍是潜伏感染,而很多潜伏感染者并没有发病,通过 DNA 扩增技术检测结核病病原学的方法,通常几条或者十几条结核分枝杆菌是否就能显示阳性结果,这给肺结核的临床诊断带来了困扰。RNA 扩增技术只有感染的结核分枝杆菌在人体内生长繁殖时,才能检测到阳性结果,检测的灵敏度为 10~100 条结核分枝杆菌。因此,这个诊断对于临床医师诊断疾病提供了很好的参考依据。②检测特点:分子生物学检测方法具有操作时间短,标本无须培养且敏感、特异度较高等优点,被广泛应用于实验室研究及临床筛查。缺点包括标本易污染、对检验人员素质要求高、试剂对人体有害、有较高的假阳性率等。曾有报道,分子生物学技术在结核分枝杆菌检出率(65.1%)上高于涂片抗酸染色(40.2%)和 BACTEC 960 培养(63.5%)。同时,在检测结核分枝杆菌耐药性方面,分子生物学技术也颇具优势。Mikhailovich 等用基因芯片检测结核分枝杆菌 *rpoB* 基因的点突变和基因重排判定结核分枝杆菌对利福平的耐药性,在利福平耐药菌株中检出 30 个 DNA 突变体(约占所有耐药模式的 95%),检测时间缩短到 1.5 个小时,大大提高了检测效率。未来基因检测向高通量、集成化、自动化的方向发展,势必能为肺结核患者的诊断带来前所未有的革新。

(三)肺结核诊断

1.诊断原则

肺结核的诊断是以病原学(包括细菌学和分子生物学)检查为主,结合流行病学史、临床表现、胸部影像、相关的辅助检查及鉴别诊断等,进行综合分析做出诊断。以病原学、病理学结果作为确诊依据。儿童肺结核的诊断除痰液病原学检查外,还要重视胃液病原学检查。

2.诊断标准

肺结核指发生在肺组织、气管、支气管和胸膜的结核病变。按照《肺结核诊断标准》(WS 288—2017),肺结核分疑似患者、临床诊断患者和确诊患者。

3.病原学阴性肺结核诊断要点

(1)所有活动性肺结核患者必须要进行痰结核分枝杆菌病原学检查,应重视痰标本质量,必要时转诊患者或将痰标本送上级医院进一步检测。

(2)每个县(区)须成立病原学阴性肺结核诊断小组,负责辖区内病原学阴性肺结核诊断工作。诊断小组至少应由3名医师组成,其中包括结核科医师、检验科医师和放射科医师。

(3)对暂时不能确诊而疑似炎症的患者,可进行诊断性抗感染治疗(一般观察2周)或使用其他检查方法进一步确诊。诊断性抗感染治疗不应选择喹诺酮类、氨基糖苷类等具有明显抗结核活性的药品。

(4)对暂时不能确诊而怀疑活动性肺结核的患者,可使用利福平敏感治疗方案进行诊断性抗结核治疗2个月,再做进一步确诊。

(5)县(区)级病原学阴性肺结核诊断小组难以诊断的患者,建议患者到上级相关医院进一步检查诊断。

(6)定点医疗机构应每月组织病原学阴性肺结核诊断小组,对所有在治的病原学阴性肺结核患者讨论,对过诊、误诊的患者及时更正。

4.肺结核分类

肺结核可按不同的分类方法进行分类。

(1)按病变部位:分为原发性肺结核、血行播散性肺结核、继发性肺结核、气管及支气管结核和结核性胸膜炎。

(2)按病原学检查结果:分为病原学阳性、病原学阴性和未痰检肺结核。病原学阳性包括痰涂片阳性、培养阳性或分子生物学阳性。

(3)按耐药状况:分为非耐药结核病和耐药结核病两大类。耐药结核病又分为单耐药结核病、多耐药结核病、耐多药结核病、广泛耐药结核病和利福平耐药结核病等。

(4)按治疗史:分为初治结核病和复治结核病。

五、疫情报告

按照《中华人民共和国传染病防治法》乙类传染病报告的要求进行报告。

(一)责任报告单位及报告人

各级各类医疗卫生机构为责任报告单位;其执行职务的人员、乡村医师、个体开业医师均为责任疫情报告人。

(二)报告对象

乙类传染病中的肺结核患者(包括确诊患者、临床诊断患者)和疑似肺结核患者均为报告对象。患者为学生或幼托儿童须填报其所在学校或幼托机构全称及班级名称。

(三)报告时限

凡诊断肺结核或疑似肺结核后,实行网络直报的责任报告单位应于24小时内进行网络报告。不具备网络直报条件的责任报告单位要及时向属地乡镇卫生院、城市社区卫生服务中心或县级疾病预防控制机构报告,并于24小时内寄送出传染病报告卡至代报单位,由其进行代报。

(四)订正与查重

医疗卫生机构发生报告患者诊断变更、已报告患者因该病死亡或填卡错误时,应由该医疗卫生机构及时进行订正报告。同时,应每天对报告信息进行查重,并对重复报告信息进行删除。县(区)级疾病预防控制机构对报告的患者进行追踪调查,发现传染病报告卡信息有误或排除患者时,应当在24小时内订正。

第四节　肺结核患者的治疗管理

一、概述

(一)肺结核患者治疗管理的目的和意义

1.目的

肺结核患者的治疗管理是结核病控制策略中一项非常重要的内容。肺结核患者治疗成功的关键在于合理的化疗方案以及有效的治疗管理。有效的治疗管理以保证患者完成全疗程,提高治疗依从性和治愈率,实现减少对周围人群的感染,减少耐药结核病患者的产生,最终降低结核病的感染、患病、发病和死亡。

2.意义

(1)加快痰菌阴转速度,减少结核分枝杆菌的传播:传染性肺结核患者接受抗结核药物治疗后,肺部病灶中的结核分枝杆菌被杀灭,传染性减小以至消失。有效治疗后患者症状减轻,咳嗽减少,排菌减少;患者咳出的飞沫内也含有一定浓度的药物,当飞沫水分蒸发形成微滴核时,药物相对浓缩,结核分枝杆菌在微滴核内活力减弱或消失,其传染性也随之降低或消失。

(2)提高患者治疗率,减少耐药的发生:耐药产生的临床因素也是诱导细菌发生染色体突变、产生耐药的主要因素。到目前为止,普遍认为结核病患者治疗不充分可造成耐药菌株选择性生长而成为优势菌株，最终导致耐药结核病的发生。

(3)密切观察和及时处理不良反应，保证完成全部疗程：任何抗结核药品的应用都或多或少地存在一些不良反应，只是在不同人群发生概率和表现程度不同而已。在肺结核患者治疗管理过程中，密切观察不良反应，及时有效应对，是保证患者治疗顺应性的有效措施。因此，管理服药的医护人员要掌握每个抗结核药品的不良反应表现及处理原则，使结核病的化疗能顺利进行。同时也要对患者进行常见不良反应的教育，嘱咐患者发现后及时与医师沟通，不得随意停药。如果药物不良反应轻微，可给予对症采取措施，在继续抗结核治疗的同时，密切观察并检测不良反应；严重不良反应应积极治疗，必要时调整治疗药物，但要严格掌握由于药物引发不良反应所致的更换抗结核药或中断药物治疗的指征。总之，密切观察不良反应和妥善处理，是确保患者治疗依从性的重要措施。

(4)减少后遗症和死亡，提高生命质量：肺结核患者诊断后及早进行有效治疗和管理是减少因结核病引发的后遗症和死亡病例的最有效手段。如果肺结核患者确诊后不能及时有效治疗和管理，从而增加了耐药、死亡和遗留后遗症的风险。这些后遗症导致患者肺部受到极大损害，这种损害很有可能是不可逆的。后遗症包括肺纤维化、肺空洞、肺不张、支气管扩张和肺源性心脏病等。遗留后遗症的患者肺功能丧失，给患者造成极大的痛苦和伤害。因此，肺结核患者诊断后及早进行有效治疗和管理，可以大幅度减少因结核病引发的后遗症和死亡病例，提高患者的生命质量。

(二)肺结核患者治疗管理的发展

肺结核患者治疗管理是非常重要的，但是也随着不同历史时期结核病控制策略的变化和各种研究的进展发生了很大的变化。

1.住院治疗

在结核病化学治疗问世之前，住院疗养治疗是主要的治疗管理方式。

2.不住院治疗管理

肺结核不住院治疗是指患者在医务人员的指导和督导下，在门诊或家庭完成规定的治疗方案和治疗疗程。通过有计划和有组织的科学管理，保证患者完成全部治疗疗程，提高患者的治疗依从性。当前，不住院治疗仍然是控制结核病的有效措施之一。

(三)肺结核患者管理的应用原则

1.实行属地化管理

肺结核患者诊断后，原则上由患者现住址所在地结核病定点医疗机构进行治疗管理。患者现住址所在地结核病定点医疗机构医师负责制订治疗方案，提供抗结核药品和治疗期间的随访检查。患者现住址所在地基层医疗卫生机构的医务人员按照规定要求对患者进行结核病的健康管理。如果患者因各种原因移动到其他地区居住，应实施跨区域管理程序。

2.结核病专科医院实施治疗与管理一体化

在结核病专科医院门诊诊断和住院治疗的肺结核患者，门诊确诊后或出院后，结核病专科医院要将患者转回居住地结核病定点医疗机构继续接受抗结核治疗。患者若坚持在结核病专科医院继续接受门诊治疗，专科医院要进行全程治疗管理，按照国家结核病防治工作规范的要求，对患者进行登记并建立病案；要设立专门的科室，固定专职人员进行管理。对未能定期随访取药和查痰的患者，则要进行追踪，确保患者完成全部的治疗疗程。

3.对现住地改变的患者实施跨区域管理

跨区域肺结核患者是指已经登记的肺结核患者在治疗过程中，由某一个县(区)转到另一个县(区)，不能在原登记县(区)级定点医疗机构继续接受治疗管理的肺结核患者。对于跨区域肺结核患者，要对其实施跨区域管理，包括转出患者的管理和转入患者的管理。

(1)转出患者的管理。①转出患者：县(区)级定点医疗机构与需转出患者或与其家属联系，了解患者转入地的详细地址和联系方式，将转入地相关机构(疾控机构和定点医疗机构)的地址和联系方式提供给患者或其家属，开具转出单并嘱咐患者携带前往转入地接受后续的治疗管理。同时要在“结核病管理信息系统”中完成“患者转出登记页面”相关内容的填写。根据患者既往的取药情况，给患者携带从转出至到转入地定点医疗机构期间所需的抗结核药品，避免患者在此期间中断药物治疗。患者携带的抗结核药品最多不能超过1个月。②联系转入地疾控机构：转出地县(区)级疾控机构如在3周内未能从“结核病管理信息系统”中查看到或未收到转入地疾控机构有关患者到位情况的反馈信息，应联系患者转入地疾控机构，了解患者在转入地的追踪情况。③记录转出后信息：县(区)级定点医疗机构要将患者的转出时间、到位情况和转入地后续的治疗管理等信息，记录在患者的门诊病案上。患者的随访治疗转归信息分为以下两种情况：转出后未中断治疗或中断治疗＜2个月的患者，根据转入地县(区)疾控机构反馈的随访检查结果记录其治疗转归信息；转出后在2个月内未追访到或转出后中断治疗≥2个月的患者，转出地将其治疗转归结果记录为“失访”。

(2)转入患者的管理。①转入患者的界定：转入地县(区)级定点医疗机构的门诊医师在接诊时，应界定前来就诊的患者是否为转入患者。转入患者包括经询问已在其他地区登记未完成治疗的患者；携带“肺结核患者转出单”前来就诊的患者；在“结核病管理信息系统”上查看到转出信息的患者；转出地请求协助追访的就诊患者。②转入患者的追访：转入地县（区）级疾控机构在“结核病管理信息系统”上看到患者的转入信息、收到患者转出单或收到转出地请求协助追访患者的信息后，要在2周内对患者进行追访。同时，在追访结束后的1周内，要将追访结果填写在“结核病管理信息系统”的“患者到位反馈单”上。③转入患者的治疗与管理：转入地的县（区）级疾控机构和定点医疗机构要负责所有转入并到位患者的后续治疗与管理工作，并做好相关记录。对于转出后中断治疗≥2个月的患者，则要重新登记，并建立病案。④转入患者治疗管理信息反馈：转入地县（区）级定点医疗机构要将转入患者后续的治疗管理信息录入“结核病管理信息系统”，转出地可通过“结核病管理信息系统”查看该患者在转入地的后续治疗管理情况。

二、肺结核患者管理工作职责及任务

防治服务体系中的各个机构要各司其职、相互配合、互为补充，做好患者管理的无缝衔接。

（一）疾病预防控制机构

（1）指导县（区）定点医院开展患者的管理工作，包括治疗前的宣教，治疗管理的告知，相关信息的传递、对接、资料共享等。

（2）指导乡镇卫生院（社区卫生服务中心）、村卫生室（社区卫生服务站）和厂矿、企事业单位医务室的医护人员做好信息资料对接，开展对患者的治疗管理工作。

（3）定期对县区定点医院、乡镇卫生院（社区卫生服务中心）、村卫生室（社区卫生服务站）和厂矿、企事业单位医务室的医护人员和肺结核患者进行督导访视。

（4）对经定点医院追访仍未到位的患者进行督促和追踪。

（5）对肺结核患者的治疗效果进行考核、分析和评价。

（二）定点医疗机构

（1）执行统一的标准化治疗方案，为肺结核患者提供规范化的诊疗服务。

（2）对患者做好有关治疗的健康教育，使每一位患者了解结核病治疗及管理的注意事项。

(3)给患者发放《肺结核患者治疗管理登记本》,与其签订治疗知情同意书。

(4)通过电话、结核病管理信息系统或书面形式等,通知疾病预防控制机构或患者居住地的基层医疗卫生机构,落实患者治疗与管理相关事宜。

(5)对未按时随访的患者,首先进行追访;若3天内仍未到位,则通知疾病预防控制机构协助追踪。

(6)录入患者随访治疗及跨区域管理等信息。

(三)基层医疗机构

(1)接到上级专业医疗机构的通知后,应于72小时内对患者进行第一次入户随访,并落实患者的治疗管理工作。

(2)每次督导患者服药后,按要求记录服药情况。

(3)定期对患者进行随访评估。若患者未按医嘱服药,要查明原因并采取相应措施;对出现药物不良反应或并发症的患者,要立即转诊,2周内随访。

(4)提醒并督促患者按时到定点医疗机构进行复诊,协助其收集痰标本。

(5)患者停止治疗后,对其进行结案评估,并将归档材料上报至县(区)级结核病定点医疗机构。

三、肺结核患者健康服务管理规范

基层医疗卫生机构是为患者健康管理服务的实施主体。

(一)工作内容

1.筛查及推介转诊

对辖区内前来就诊的居民或患者,如发现有慢性咳嗽、咳痰≥2周,咯血、血痰,发热、盗汗、胸痛,或不明原因消瘦等肺结核可疑症状者,在鉴别诊断的基础上,填写“双向转诊单”。推介患者到结核病定点医疗机构进行结核病检查。1周内进行电话随访,看患者是否前去就诊,督促其及时就医。

2.第一次入户随访

接到上级关于落实患者治疗管理的通知后,基层医疗卫生机构要在72小时内访视患者,并填写肺结核患者第一次入户随访记录表。具体工作如下。

(1)确定服药管理方式:如果患者未采用“智能工具辅助管理”方式进行服药管理,则要与患者协商确定管理方式,可以是医务人员管理,也可以是家庭成员或志愿者管理。

(2)开展居住环境评估:对患者的居住环境进行评估,告诉患者及家属做好防护工作,防止传染。

(3)开展健康教育:对患者及家属进行结核病防治知识宣传教育。健康教育内容主要包括肺结核治疗疗程及规律服药的重要性、个人防护和治疗期间取药查痰相关要求等。

(4)开展密切接触者症状筛查和随访观察:对每例病原学阳性肺结核患者开展密切接触者症状筛查、追踪和随访观察。

在第一次入户随访的过程中,医师必须要访视到患者本人,访视地点可以在患者家中、基层卫生机构的门诊或其他患者便于前往的场所,填写"肺结核患者第一次入户随访记录表"。若72小时内两次访视均未见到患者,基层医师要向上级专业医疗机构报告。

3.督导服药

在患者服药日,由督导人员(医务人员、家庭成员、志愿者等)对患者进行直接面视下的督导服药,并在"肺结核患者服药记录卡"上记录服药情况,同时提醒患者定期复查。

4.随访评估

(1)基层医师对患者的随访:基层医师要定期对居家服药患者进行随访评估,了解患者的症状改善、服药依从性和不良反应等情况,并对患者进行相应的干预,以提高患者的服药依从性。①由医务人员管理的患者,基层医师每个月至少进行1次随访评估。②由非医务人员和智能工具辅助管理的患者,基层医师要在患者治疗强化期内每10天随访1次,继续期内每个月随访1次。每次随访都要填写"肺结核患者随访服务记录表"。

(2)患者前往定点医疗机构随访复查:当患者随访复查时,定点医疗机构医师要询问患者的服药情况,核实患者剩余药量,评估患者服药依从性,有无漏服药或错服药;询问患者是否有药物不良反应,并根据情况采取相应措施。评估患者心理及社会支持的情况;完成定期的临床评估和实验室检查,并将相关信息填写在门诊病案中。同时根据漏服药次数,调整患者的管理方式,若患者1个月内漏服药6次以上,要对患者进行"加强管理",即根据患者漏服药具体情况制订有针对性的加强管理方案并通知基层管理医师。

5.结案评估

当患者停止抗结核治疗,县(区)级结核病定点医疗机构要及时将停止治疗的相关信息告知基层医疗卫生机构和疾控机构,由基层医疗卫生机构对患者进行结案评估。

(1)对患者全程服药管理情况进行评估,填报"肺结核患者随访服务记录表”，并与“肺结核患者第一次入户随访记录表”一起归档。

(2)收集“肺结核患者服药记录卡”，与全程服药管理评估结果共同上报至县(区)级定点医疗机构。

县(区)级结核病定点医疗机构根据基层医疗卫生机构上报的信息，对患者的治疗管理情况综合判定，并将患者的治疗管理方式和服药率等信息记录在门诊病案上。

(二)考核要求

对结核病健康管理服务项目的考核有2项主要指标。

(1)肺结核患者管理率＝已管理的肺结核患者人数/辖区同期内经上级定点医疗机构确诊并通知基层医疗卫生机构管理的肺结核患者人数×100%。

(2)肺结核患者规则服药率＝实际规则服药的肺结核患者人数/同期辖区内已停止治疗的肺结核患者人数×100%。

规则服药：在整个疗程中，患者在规定的服药时间实际服药次数占应服药次数的90%以上。

四、肺结核患者质量管理效果与评价

(一)治疗转归

1.成功治疗

成功治疗包括治愈和完成治疗。

(1)治愈：病原学阳性患者完成规定的疗程，在治疗最后1个月末以及上一次的痰涂片或痰培养结果呈阴性。

(2)完成治疗：病原学阴性患者完成规定的疗程，疗程末痰涂片或痰培养结果呈阴性或未痰检。病原学阳性患者完成规定的疗程，疗程结束时无痰检结果，但最近一次痰涂片或痰培养结果呈阴性。

2.治疗失败

痰涂片或痰培养在治疗的第5个月末或疗程结束时结果呈阳性。

3.死亡

在开始治疗之前或治疗过程中，由于任何原因导致死亡，分为结核死亡和非结核死亡。

(1)结核死亡：活动性肺结核患者因结核病变进展或并发咯血、自发性气胸、肺源性心脏病、全身衰竭或肺外结核等原因死亡。

(2)非结核死亡：结核病患者因结核病以外的原因死亡。

4.失访

没有开始治疗或治疗中断连续2个月或2个月以上。

5.其他

除以上4类之外的转归。

因“不良反应”而停止抗结核治疗的患者，其治疗转归应归为失访。因“诊断变更或转入利福平耐药治疗”而停止治疗的患者，不进行治疗转归分析，应从转归队列中剔除，其中“转入利福平耐药治疗”的患者，要分析其耐药治疗转归。

(二)评价指标

1.肺结核患者接受治疗率

(1)定义：指某一地区、在一定期间内，接受治疗的肺结核患者占登记肺结核患者的比例。

(2)指标评价：评价登记的肺结核患者接受治疗的情况。该指标反映了当地肺结核患者治疗工作的开展情况。

(3)资料来源：常规信息报告。

(4)收集频度：实时。

(5)适用级别：国家、省、地(市)、县(区)。

2.初治肺结核患者标准治疗方案使用率

(1)定义：指在某一地区、一定期间内，登记的初治肺结核患者中初始方案采用标准治疗方案的患者比例。

(2)指标评价：用来评价登记肺结核患者标准治疗方案的使用情况。国家规划已明确规定了肺结核患者的标准治疗方案，只有接受标准治疗方案的患者才能作为上述公式中的分子。该指标反映了当地肺结核患者治疗工作的规范开展情况。

(3)资料来源：常规信息报告。

(4)收集频度：实时。

(5)适用级别：国家、省、地(市)、县(区)。

3.病原学阳性患者2个月末、3个月末痰菌阴性率

(1)定义：指在某一地区、一定期间内，病原学阳性患者治疗至2个月末、3个月末时，痰涂片或痰培养阴性的肺结核患者占登记病原学阳性肺结核患者的比例。

(2)指标评价：了解某地区登记的初(复)治病原学阳性患者治疗第2个月末、3个月末痰菌阴性的情况，以此评价结核病患者的治疗与管理情况。初(复)

治患者在治疗第 2 月末时痰菌阴转，一般都可以获得治愈，反之治愈的机会小。对初(复)治肺结核患者分别进行统计。

(3)资料来源：常规信息报告。

(4)收集频度：实时。

(5)适用级别：国家、省、地(市)、县(区)。

4.病原学阳性患者治愈率

(1)定义：指在某一地区、一定期间内，治愈的病原学阳性肺结核患者数占登记的病原学阳性肺结核患者数的百分比。对初、复治肺结核患者分别进行统计。

(2)指标评价：治愈率是评价结核病患者治疗效果与管理质量的重要指标，也是评价一个国家的结核病防治规划实施质量和效果的重要指标。

(3)资料来源：结核病管理信息系统。

(4)收集频度：实时。

(5)适用级别：国家、省、地(市)、县(区)。

5.病原学阴性肺结核患者完成治疗率

(1)定义：指在某一地区、一定期间内，完成治疗的病原学阴性肺结核患者数占登记病原学阴性肺结核患者数的百分比。

(2)指标评价：病原学阴性患者完成治疗率反映了病原学阴性患者接受规则治疗的总体效果。

(3)资料来源：结核病管理信息系统。

(4)收集频度：实时。

(5)适用级别：国家、省、地(市)、县(区)。

6.肺结核患者成功治疗率

(1)定义：指在某一地区、一定期间内，治愈和完成治疗的肺结核患者数占登记肺结核患者数的百分比。

(2)指标评价：肺结核患者成功治疗率反映了肺结核患者接受治疗的总体效果。

(3)资料来源：结核病管理信息系统。

(4)收集频度：实时。

(5)适用级别：国家、省、地(市)、县(区)。

7.患者规则服药率

(1)定义：指在某一地区、一定期间内，规则服药的患者数占同期辖区内已停止治疗的肺结核患者数的百分比。

(2)规则服药:在整个疗程中,患者在规定的服药时间实际服药次数占应服药次数的90%以上。

(3)指标评价:患者规则服药率的高低可以间接反映出患者规范管理水平。

(4)资料来源:专题调查。

(5)收集频度:每年。

(6)适用级别:国家、省、地(市)、县(区)。

8.肺结核患者管理率

(1)定义:指基层医疗卫生机构管理的肺结核患者数占应管理肺结核患者数(接到上级专业医疗机构通知需要管理的患者数)的比例。

(2)管理:指辖区内确诊的患者中,具有第一次入户随访记录。

(3)指标评价:患者规范管理率的高低可以间接反映出患者规范管理水平。

(4)资料来源:专题调查。

(5)收集频度:每年。

(6)适用级别:国家、省、地(市)、县(区)。

第五节　抗结核预防性治疗

抗结核预防性治疗的主要实施对象是已被结核分枝杆菌感染的人群中结核病发病高危险者。尚未被感染者仅在处于被严重感染和发病可能的环境时,特殊情况下才给予抗结核预防性治疗并只在治疗期间有保护作用。

一、抗结核预防治疗对象

目前,我国推荐以下对象进行抗结核预防性治疗。

(1)对于与病原学阳性肺结核患者有密切接触的PPD反应硬结直径≥5 mm的5岁以下儿童。

(2)对于与活动性肺结核患者有密切接触的结核菌素试验反应硬结≥15 mm或呈强阳性的小学、初中、高中、大学学生。

(3)艾滋病病毒感染者及艾滋病患者中结核分枝杆菌潜伏感染者。

(4)其他人群:①结核菌素试验新近由阴性转为阳性的儿童(除外复强反应)

或2年内PPD反应硬结直径增加≥10 mm者;②结核菌素试验呈阳性,需使用糖皮质激素或其他免疫抑制剂>1个月者;③对新进入高感染环境者(如医师、卫生保健人员特别是结核病防治机构的人员)应进行PPD试验及随访,如发现反应硬结直径≥15 mm或有水疱者应给予预防性化疗;④成人患有增加结核病发病危险性疾病,如糖尿病、肺尘埃沉着症、慢性营养不良和胃肠手术后等PPD反应硬结直径≥15 mm或有水疱者,儿童新患麻疹或百日咳PPD试验阳性应予以化学预防。

(1)~(3)为重点推荐对象。

二、抗结核预防性治疗方案

(一)单用异烟肼方案

多个对照研究显示,单用异烟肼(INH)预防性治疗可降低结核病发病概率60%~70%。国际防痨联合会对完成疗程者的统计结果显示,12个月疗程保护率达93%,6个月疗程保护率为68%,3个月疗程保护率为32%。因为疗程越长完成率越低,考虑服药依从性、不良反应和费用效益因素等不同情况,国际上推荐异烟肼预防性疗程为6~12个月。

推荐6个月单独服用异烟肼方案为抗结核化学预防的首选方案。

1.剂量与服用方法

单用异烟肼预防性治疗剂量为成人每天300 mg顿服,儿童每天10 mg/kg,不超过300 mg顿服。疗程为6~9个月。

2.注意事项

(1)异烟肼的不良反应较低,常见无症状的血清转氨酶一过性轻度增高,发生率为10%~20%,不影响继续用药,异烟肼肝损害随年龄增长而增加,儿童、青少年少见。如肝功能异常并有症状或转氨酶超过3倍正常值上限,应停药,进行保肝处理。

(2)异烟肼治疗结核病已有数十年之久,感染异烟肼耐药菌株机会增多,影响效果。采用异烟肼进行预防性治疗主要适用于异烟肼原发耐药率低的地区(<10%),依从性良好者和不适合使用利福平或利福喷汀者。

(3)如果预防性治疗患者存在未被发现的少数活动性病灶,单用异烟肼容易发生耐药。

(二)异烟肼、利福喷汀联合间歇方案

利福喷汀是一种新型半合成利福霉素类抗生素,对结核分枝杆菌有较好的

抗菌活性。在已发生感染还无活动性病灶的人群中使用,可以杀灭处于半休眠状态的结核分枝杆菌,减少复发、缩短疗程、提高结核病治疗效果。由于利福喷汀具有长效作用和间歇用药的特点,短程间歇方案更方便服药及治疗管理,有利于提高依从性。

1.剂量与服用方法

异烟肼剂量:体重≥50 kg 者每次 600 mg,体重<50 kg 者每次 500 mg,儿童每次用药剂量(10～15)mg/kg,最大不超过 300 mg,每周 2 次间歇服用。

利福喷汀剂量:体重≥50 kg 者每次 600 mg,体重<50 kg 者每次 450 mg,5 岁以上儿童推荐每次用药剂量(10～20)mg/kg,最大不能超过 450 mg。每周 2 次与异烟肼同时服用,疗程为 3 个月。

2.注意事项

本方案主要适用成人,由于利福喷汀无儿童剂量规定,上述推荐用药剂量可在实践中参考使用。

(三)异烟肼、利福平联合方案

通过缩短疗程的短程化学预防方案研究证实,异烟肼加利福平(RFP)3 个月与 4 个月利福平和 6 个月异烟肼方案有同等效果,同时有利于防止耐药性发生,可提高依从性。

1.剂量与服用方法

(1)异烟肼剂量:成人每天 300 mg,儿童每天 10 mg/kg。

(2)利福平剂量:成人体重≥50 kg 者每次 600 mg,体重<50 kg 者每次 450 mg。儿童每天 10 mg/kg。

上述用药疗程为 3 个月。

2.注意事项

(1)本方案适用于各个年龄组的高危对象。

(2)可用于存在或可能存在异烟肼或利福平耐药肺结核患者密切接触者的预防性治疗。

(四)单用利福平方案

利福平作为一种杀菌剂,因其短时间的代谢活性加强了对分枝杆菌亚群的杀菌作用而明显缩短了结核病化疗的疗程。单用利福平方案主要用于不宜用异烟肼的人群。

1.剂量与服用方法

剂量:成人体重≥50 kg 者每次 600 mg,体重<50 kg 者每次 450 mg。儿童

每天10 mg/kg,最大剂量 450 mg,空腹顿服。

单用利福平预防性治疗的疗程为 4 个月。

2.注意事项

(1)可能存在少数未被发现的活动性病灶者,单用利福平有产生耐药性的风险。

(2)主要适用于不宜用异烟肼和长期用药依从性差的人群。

三、抗结核预防治疗实施流程

为了使化学预防的实施尽可能达到准确、无误和顺利,获得预期预防实施的最佳效果和目的。同时也为了最大限度避免和减少耐药性的产生,必须严格遵循以下要求。

(一)排除活动性结核病

首先必须通过询问的方法,了解患者有无结核病中毒症状和(或)不同系统的相关可疑症状,并询问患者既往有无肺结核密切接触史或与耐药肺结核患者密切接触史。全面体格检查、影像学检查,必要时须进一步检查、排除全身任何部位的隐蔽的活动性结核病变。

1.症状筛查

所有需要接受抗结核预防治疗的人群,在服药前都须进行结核病相关症状筛查。如果没有发现咳嗽、发热、体重下降或夜间盗汗等结核病疑似症状,患活动性结核病概率较小。

如果发现有咳嗽、发热、体重下降或夜间盗汗等结核病疑似症状,应考虑可能有活动性结核病,应进行结核病和其他疾病的评估。

(1)具有间断性不规则低热、盗汗和乏力、咳嗽、咳痰或刺激性干咳、胸背部不适、咯血或痰中带血等结核病可疑症状者,为排除呼吸系统结核病,可行胸部X线检查和痰结核分枝杆菌病原学检查。必要时,可行纤维支气管镜检查,以除外单纯气管、支气管结核等。

(2)女性患者如有月经不规律或月经周期延长,须排除妇科结核病,可行盆腔B超检查。必要时,可行盆腔CT以排除盆腔积液、卵巢和输卵管等妇科结核病。

(3)具有消瘦伴腹泻、便秘交替出现等腹部症状者,应排除消化系统结核,可行腹部B超探查,了解有无腹水等。必要时,可选腹部CT增强扫描或磁共振检查,可显示腹腔肿大淋巴结以及肝、脾和胰腺等实体脏器有无异常病变;怀疑有肠结核时，应行结肠镜检查协助肠结核的诊断。

(4)具有间断头痛、恶心、呕吐或肢体活动受限、麻木等症状者，应注意排除结核性脑膜炎、脑结核和结核性脊髓炎等疾病。必要时，可进行脑或脊髓的磁共振检查。

(5)具有腰痛、尿频、尿急、反复泌尿系统感染者，应排除泌尿系统结核，行肾脏 B 超、24 小时尿集菌(抗酸染色)检查，必要时，进行尿结核分枝杆菌培养。

(6)其他：怀疑脊柱病变、骨关节病变、浅表淋巴结肿大、心包病变等症状，应进行相应的部位检查和辅助检查。

2.全面体格检查

肺结核早期或病灶较轻，体征常不明显。体格检查是肺外结核病筛查的重要手段，尤其是对症状不典型或症状较轻的肺外结核病患者。结合肺外结核病的常见部位，体检应有重点，浅表淋巴结、胸部及腹部、四肢关节、脊柱是重点部位。

如果体检异常，应进一步检查除外活动性结核病。

(1)浅表淋巴结肿大：询问肿大时间，查看是否有红肿、触痛，其他部位体检是否异常，必要时行活组织病理检查确诊。

(2)肺部异常呼吸音、叩诊异常：胸部影像学检查、胸部 B 超检查，除外肺及胸膜病变。

(3)腹部压痛及揉面感：腹腔及盆腔 B 超、影像学检查进一步诊断。

(4)四肢关节活动障碍：骨关节影像学检查进一步诊断。

(5)脊柱压痛、活动障碍：脊柱影像学检查，辅助诊断。

3.胸部影像学检查

咳嗽、咳痰、低热、乏力、盗汗、消瘦是结核病的常见症状。出现这些症状者，应考虑可能罹患结核病，应进行结核病相关检查。但近年受老年结核病患者增多及其他因素影响，症状不典型患者或无疑似症状患者逐年增多。

(二)除外化学预防禁忌，选择适宜服药方案

接受抗结核化学预防人群，在服药前应进行全面评估。医务人员应仔细询问患者既往疾病史，用药史、药物过敏史，结核病接触史(是否有与耐多药结核病患者接触史)；进行血常规、肝功能检查、肾功能检查，除外用药禁忌，依据评估结果选择适宜抗结核预防治疗方案。

有下列情况之一不适宜接受抗结核预防治疗。

(1)正在接受活动性病毒性肝炎治疗或伴血谷氨酸-丙酮酸转氨酶升高者。

(2)过敏体质患者,或身体正处于变态反应期者。

(3)癫痫患者、精神病患者,或正在接受抗精神病药物治疗者。

(4)有明确与多药耐药性或广泛耐药肺结核患者密切接触史,并近期感染,PPD强阳性者。

(5)血液系统疾病,血小板数量$<50\times10^9$/L者,白细胞计数$<3.0\times10^9$/L者。

(6)服药前已知依从性差,不能坚持规定疗程者。

(7)曾间断不规律抗结核预防治疗>1个月者。

(8)PPD强阳性,但既往患结核病,完成规范抗结核病治疗5年内者,无须接受抗结核预防治疗。

(三)服药期间的管理

在进行预防性治疗时,为了防止不规律用药产生耐药性和减少抗结核药物不良反应发生,应有监督管理措施。保证服药者的依从性并能顺利完成疗程,应采取的监管措施如下。

(1)应执行督导服药管理(可由家人、学校或社区人员进行服药督导)。

(2)每月取药时,对患者进行结核病健康知识的宣教。

(3)对所有接受抗结核预防治疗者进行登记。

(四)不良反应观察与处理

根据所用药品的不同,不良反应观察和监测具有针对性。一般使用一线口服药物多为INH、RFP或INH+RFP,不使用注射剂。

预防性治疗前,须检查肝功能、肾功能和血常规,3项化验指标正常方可治疗(有条件时最好包括乙肝5项和丙肝抗体以便决定化学预防方案的选择,是否需增加监测频率或加强保肝治疗等)。以后每两个月常规查肝功能和血常规,如患者有近期出现的恶心、乏力和皮疹等不适症状,应立即就诊。

1.不同方案的不良反应观察与处理

(1)单用INH方案预防时,绝大多数患者可接受,无不良反应表现。仅极少数患者有恶心或失眠的症状。有肝脏基础疾病的患者及老年患者,可发生肝损害。极少数患者可有变态反应。

(2)单用RFP方案预防时,主要不良反应:恶心、呕吐或腹泻,白细胞计数和血小板数量减低,严重者可发生RFP所致的急性溶血(Ⅱ型变态反应),但发生率极低。极少数患者出现肝肾和血液系统损害,大多数患者可接受。

(3)如用INH+RFP或INH+利福喷汀方案预防时,除INH的不良反应外，应注意 RFP 或利福喷汀的不良反应。一般认为利福喷汀的不良反应低于 RFP。

(4)不良反应处理方法：由于抗结核预防治疗方案简单，联合用药品种少且疗程短。因此，药品不良反应发生率较低，安全性较高。患者出现肝损害时，需注意排除一些非抗结核药品导致的肝损害，应详细追问病史，确定肝损害的原因，解除诱因是最主要的治疗措施。

2.处理程序

(1)轻微肝异常：单项谷丙转氨酶<80 U/L，可暂不停用预防性治疗药物，加强保肝治疗的同时，排除肝脏基础疾病、感冒或服用其他致肝损害的药品(如红霉素、乙酰氨基酚等)，密切监测肝功能。

(2)如谷丙转氨酶继续升高≥80 U/L，胆红素也同时升高超过正常值上限2倍，则停用引起肝损害的抗结核药品，给予保肝治疗，避免进食油腻食物，短期(5～7天)复查肝功能。

(3)由抗结核药品所致的全身变态反应，可同时伴随肝损害。此时，应停用所有抗结核药品，给予抗变态反应治疗，同时加用保肝药。

(4)白细胞计数>3.0×10^9/L、血小板正常，可在应用口服生白药的同时，继续原方案治疗，但要密切观察血常规的变化。白细胞计数为$(2.0\sim3.0)\times10^9$/L、血小板计数较前明显降低，应谨慎使用，立即停用利福类药品，给予升白细胞药、维生素等辅助治疗。密切动态观察血常规，必要时调整治疗方案。白细胞计数<2.0×10^9/L或血小板计数较前继续降低<30×10^9/L，病情严重，暂停所有抗结核药品，卧床休息、防止内脏出血，静脉给予升白药、重组人粒细胞集落刺激因子治疗。必要时，建议患者到血液科做骨髓穿刺检查等，排除血液系统疾病。

(5)出现癫痫发作时，立即停用 INH，注意保护患者头部免受意外伤害，移开患者附近可能会导致伤害的物品如暖壶；在口腔内放置不会吞下的软物，以防患者舌头被自己无意咬伤，观察至患者癫痫发作停止。待癫痫症状缓解检查颅内有无病变，并给予抗癫痫治疗，药物可选卡马西平和丙戊酸钠等。

(6)患者抗结核预防治疗期间出现不良反应导致停药者，不建议再重复用药。

(五)停药指征

(1)任何方案出现药品毒性反应、变态反应等原则上，应停止抗结核预防治疗。

(2)患者因各种原因不规律服药或不能完成整个疗程的预防治疗。

(3)化学性预防期间发现身体任何部位的活动性结核病灶(根据患者发病部位选择标准抗结核化疗方案)。

(4)完成规定的抗结核预防治疗疗程者。

第六节 结核感染控制

在医疗卫生机构内加强结核病感染控制工作,降低机构内结核分枝杆菌传播风险,可以保护医疗卫生工作者和其他就诊者及其家属,从根源上预防结核病的发生,并避免因结核感染而导致的卫生人力资源损失。

一、感染控制的重要性

医务人员是结核分枝杆菌感染和结核病发病的高危人群,系统综述研究显示医务人员结核病分枝杆菌感染率高达37%,是一般人群的2.27倍,发病率为97/100 000,是一般人群的2.94倍。我国学者主导开展的医务人员结核潜伏感染率和新发感染率研究发现,使用结核菌素皮肤试验(TST)和γ-干扰素释放试验检测基层医务人员的潜伏感染率分别高达19.5%和46.0%,年新发感染率分别为11.4%和19.1%。上述研究均凸显了一个重要问题,结核病相关医疗机构内的医务人员、其他就诊者、患者家属面临着较高的结核感染风险,结核病患者也面临院内交叉感染的风险。

结核病专科医院等结核病定点医疗机构,由于专门收治结核病疑似患者和结核病患者,因而具有较高的感染风险。但这并不代表其他非结核病定点医疗机构就没有风险,由于患者首次就诊往往选择基层门诊、综合医院,加之结核病有症状不特异、诊断周期长等特点,导致较高比例的患者在确诊前已在非结核病定点医疗机构多次就诊。有研究证实,同一地区的综合医院中医务人员结核感染率甚至也高于结核病专科医院。一项系统综述研究发现,同一医疗机构内由于医务人员从事的工作内容不同、工作区域不同,所面临的结核感染风险也不相同,实验室的风险高于结核病房、门诊和急诊,高于普通门诊和病房,而管理部门的风险最低。医疗机构应定期开展感染控制风险评估,了解不同区域医务人员的感染风险,并及时采取有效应对措施。

二、WHO 结核感染控制策略

部分地区研究证据表明，干预措施对结核感染控制有价值。学者在管理控制、环境和工作控制、个人防护等干预措施方面开展了研究，其中部分研究有对照的干预试验。

（一）筛选有结核病症状者和隔离传染性患者

通过对 2 096 个已发表的研究进行筛选，提取了 15 篇文献的研究数据，其中包括 3 项来自中低收入国家的研究，另有 3 项仅有定性研究资料。所有研究均支持对有结核病症状者进行筛选、对传染性结核病患者进行物理隔离应作为结核感染控制措施，采取这一措施可降低医疗机构内卫生工作者的结核感染率和结核病登记率，并使患者之间的多重耐药结核分枝杆菌传播被彻底消除。

（二）咳嗽防护和呼吸道卫生

通过对 244 个已发表的研究进行筛选，提取了 6 篇文献的研究数据。部分研究提出了呼吸道卫生对降低流行性感冒、百日咳以及其他不同于结核病的传染性疾病传播的影响，结果显示干预后医务人员中出现咳嗽症状的人数明显减少。虽然这些研究和结核病没有直接关联，但从公共卫生角度支持咳嗽防护在结核感染控制中将发挥作用。

（三）通风系统

通过对 5 334 个已发表的研究进行筛选，提取了 9 篇文献的研究数据，其中 3 篇是关于卫生工作者 TST 阳性率的流行病学研究，4 篇为模型研究，2 篇关于通风干预措施的成本。流行病学研究显示通风与 TST 阳性率有关，通风越差，医务人员 TST 阳性率越高。尽管通风对结核感染控制有效的证据质量较低，但这些研究仍表明，通风对结核感染控制的有效性。

（四）使用紫外线照射杀菌装置

通过对 5 334 个已发表的研究进行筛选，提取了 11 篇文献的研究数据，这些文献的研究差异较大，仅 1 篇是流行病学研究。其研究结果显示，紫外线照射杀菌装置的使用对卫生工作者 TST 阴转率没有明显作用。但 1 项在秘鲁利马市进行的设计良好的动物模型实验显示，与对照组相比，紫外线照射杀菌装置可显著降低豚鼠的结核感染率和发病率，该研究结果最接近于随机对照试验的结果。

（五）使用医用防护口罩

通过对 5 334 个已发表的研究进行筛选，提取了 13 篇文献的研究数据。其中 3 项横断面设计的流行病学研究显示，使用医用防护口罩后，卫生工作者的 TST 阳性率显著降低。1 项研究显示需进行医用防护口罩适合性试验，另有 4 项研究显示医用防护口罩较昂贵、不符合成本效果。尽管研究证据薄弱并且为间接证据，但总体认为医用防护口罩对结核感染控制是有效的。

三、医疗卫生机构结核感染控制工作的组织管理

组织管理活动是管理者为了支持和促进结核感染控制措施在医疗卫生机构中实施、运行、维护和评估所采取的活动，是结核感染控制工作必要和重要的基础。这些活动不仅应在国家、省、地（市）和县（区）级层面开展，在医疗卫生机构内也应开展一系列的活动，以加强机构内结核感染控制工作的组织管理，明确职责，强化结核感染控制专业队伍的能力和水平，将各项结核感染控制措施落到实处。

医疗卫生机构内的结核感染控制组织管理工作主要包括以下几个方面。

（一）成立结核感染控制工作组织架构，建立健全相关规章制度

医疗卫生机构应将结核感染控制工作整合到本机构感染管理的组织体系之中，并纳入机构的工作计划和目标考核。

成立结核感染控制工作的组织架构，并建立相应的管理机制。机构内的结核感染控制工作领导应由机构内的高层分管领导担任，以保障结核感染控制工作所需要的预算，并提供足够的资源。成立感染控制委员会，为机构的结核感染控制工作提供技术指导，开展风险评估，制订感染控制计划并督促执行，为员工开展结核感染控制培训，并开展监控和评价工作，以不断提高机构内的感染控制工作质量。同时，还应成立感染控制工作组，具体负责开展日常感染控制工作，落实各项感染控制措施，这些工作组分布在机构内各相关科室，为感染控制委员会提供感染控制措施实施状况的报告。

建立健全结核病防治人员工作制度、接诊制度、卫生管理制度、消毒隔离制度、感染监测制度、废弃物处理制度和个人防护制度。按照生物安全的要求建立健全实验室管理制度、建立实验室标准操作程序，并指定专人负责监督和检查各项管理制度的落实。

（二）开展本机构的结核感染风险评估

结核感染风险评估指细致地检查现有工作中的各环节、步骤、操作等是否可能导致结核分枝杆菌暴露、结核感染和结核传播，并评价现有措施是否足以降低或消除这一暴露和传播。不同的机构和同一机构的不同部门之间，结核感染风

险存在差异。

结核感染风险与以下因素有关:①当地的结核病流行特征及耐药状况、HIV感染负担;②气候特点;③社会经济条件;④机构性质;⑤机构建筑布局;⑥接诊、收治和管理结核病患者;⑦结核病/艾滋病双重感染者和耐药结核病患者的情况;⑧患者的确诊时间、在机构内的停留时间等。

对机构及机构内特定区域均须进行结核感染风险评估,其内容:统计每年发现的传染性肺结核患者数、传染性肺结核患者的停留时间、是否存在导致空气中结核分枝杆菌浓度上升的因素、现有的结核感染控制措施实施状况等。一般来讲,患者数量多、感染控制措施差的环境,感染风险最高;患者数量相对较少但感染控制措施差,或患者数量虽多但感染控制措施完善的环境,感染风险中等;感染患者数量较少或中等、控制措施完善的环境下,感染风险最小。机构内的高风险区域包括接诊、确诊或疑似结核病患者的诊室、结核病房、放射检查室、实验室开展痰菌检测室、其他生成气溶胶的场所(如留痰室、支气管镜检室、肺部外科手术室、使用高速手术器械的尸检室)等,这些区域都是结核病患者集中、产生高浓度气溶胶、相对密闭的场所,感染风险很高。而行政办公楼、员工生活区以及室外区域是低风险区域。

结核感染风险评估需感染控制委员会和感染控制工作组成员共同开展。

(三)制订并落实本机构的结核感染控制计划

根据机构风险评估的结果,分析机构目前结核感染控制工作中存在的问题、解决的方案、所需的资源和合理的时间期限,并从最容易解决但影响巨大的领域着手,对发现的问题和解决方案进行优先排序,形成书面的结核感染控制计划。

结核感染控制计划需包括以下内容。

(1)明确机构内相关的部门和人员组成,并明确其在结核感染控制工作中的职责。

(2)描述与结核感染控制工作相关的疫情背景信息,包括当地结核病、结核病/艾滋病双重感染、耐药结核病流行状况等信息。

(3)根据整个机构以及某个或某些特定部门、区域的感染控制评估结果,分析结核感染风险,确定本机构中结核感染危险的区域以及危险的级别。

(4)针对机构或某个特定区域,提出拟采取的管理控制、环境和工程控制、个人防护等具体的干预措施,并逐条提出实施该项措施所需要的基本条件、设备、设施和其他相关材料,该项措施的实施周期以及所需要的经费预算。

(5)确定机构员工对结核感染控制培训的需求及培训安排,包括培训对象及其培训数量、培训内容及其时间安排、培训效果评价等。

(6)确定对来机构就诊者及其家属开展结核病防治健康教育的形式、频度等。

(7)制订对机构结核感染控制措施实施状况、员工结核感染及患病监测的评价工作计划,并明确评价频度和评价指标。监控与评价应由专人负责,根据评价结果及时调整感染控制措施。

(四)开展机构结核感染控制人员培训和健康促进

根据不同部门及人员的工作职责和工作性质开展有针对性的感染控制、职业安全防护的技术培训。培训分为岗前培训和继续培训,对新上岗人员应进行岗前培训,以后每年应进行一次知识更新的培训,培训内容应根据实际情况做适当调整。培训后应有相关培训记录,将培训工作的组织开展情况、培训效果等纳入结核感染控制工作报告之中。

对多种目标人群均需开展健康促进:①决策制定者对感染控制工作的支持至关重要,应对其进行领导力开发,为感染控制工作争取经费和其他支持;②医疗卫生工作者应提高结核感染控制的知识和认识水平,需对其强调基于循证依据的感染控制措施;③结核病患者的家属和探视者应在接触患者时做好防护,应对其进行个人防护方面的宣传。

还需采用多种方式对高度怀疑传染性肺结核的就诊者和肺结核患者进行咳嗽防护等的宣传教育,并劝告传染性肺结核患者尽量减少外出,避免乘坐公共交通工具。使其掌握减少结核病传播的简单方法,降低飞沫传播感染他人的可能性。宣传教育内容:①咳嗽或打喷嚏时应转头,避免正对他人;②咳嗽或打喷嚏时用手或纸巾遮盖口鼻;③使用带盖的痰盂;④与他人接触时应戴口罩;⑤勤洗手。

(五)开展定期监控与评价

医疗卫生机构应定期开展自我检查和评估。采用查阅资料、现场观察、现场检测和关键知情人访谈的形式,对机构结核感染控制工作的组织管理、各个控制措施的实施现况进行评价,尤其是高风险区域的通风量和气流流向、紫外线杀菌灯的辐照强度、医护人员医用防护口罩的佩戴情况等。基于评价结果,提出有针对性的改善建议,监控与评价应至少 1 年进行一次。

(六)对医务工作者开展结核病患病和感染监测

对结核病定点医疗机构、疾控机构和基层医疗卫生机构的人员每年进行结核病可疑症状筛查和胸部X线检查，对具有可疑症状者或胸部X线检查异常者开展痰液检查。有条件的地区定期开展结核分枝杆菌感染检测和预防性服药。

四、结核感染控制措施

结核感染控制措施包括行政控制措施、环境控制措施及个人防护措施。

(一)行政控制措施

行政控制措施是结核感染控制的第一道防线，是环境控制措施和个人防护措施顺利开展的基础和前提。行政控制措施是在诊断治疗传染性肺结核患者过程中，通过采取一系列控制措施防止飞沫核产生，从而降低感染结核分枝杆菌的风险。

行政控制措施主要包括以下几个方面。

(1)对就诊者进行肺结核可疑症状筛查。

(2)尽早将疑似肺结核患者/结核病患者与其他患者分开，尽早就诊。

(3)对结核病患者进行咳嗽防护教育。

(4)对医务人员进行培训。

(二)环境控制措施

环境控制措施主要包括医疗建筑布局的合理设计与设置、通风和消毒。采用何种环境控制措施，应依据当地的自然气候及社会经济状况而定。主要的环境控制措施是通风和紫外线照射消毒。根据各地的条件和评估结果，可以考虑使用高效空气过滤器。其他措施(如空气消毒器和化学消毒等)对预防结核病的传播还无充分的科学依据，可作为一种公共的感染控制措施。

1.通风

(1)通风是将新鲜的室外空气或经过滤处理的室内空气排放到某一空间，将气体分布到整个空间，同时使部分空气排出此空间，从而稀释此空间可吸入感染性微滴核浓度的过程。在此过程中需要注意2个问题，即通风量和通风方向。

(2)通风量通常以“每小时换气次数(air changes per hour，ACH)”表示。当每小时流入房间的空气量与室内容积相同时，为1单位ACH。为了降低结核分枝杆菌空气传播的危险，国际上一般认为至少需要12单位ACH。

(3)通风方向应始终保持从清洁区到污染区。通常将气体从建筑物后面排放到室外，而不是排放到候诊区。通风分为4种类型，即自然通风、机械通风、自然机械混合通风和温度控制。

2.紫外线照射消毒

紫外线能杀灭包括结核分枝杆菌在内的微生物。紫外线灭菌照射可以作为环境控制措施,进行空气消毒或物体表面消毒。由于紫外线照射对皮肤和眼睛有一定的伤害,因此在使用时应遵循安全原则。

利用紫外线进行空气消毒时,最常用的照射方式有两种。

(1)直接照射法:将紫外线灯悬挂于室内屋顶或使用移动式紫外线灯进行照射消毒,灯管吊装高度距离地面 1.8～2.2 m,安装紫外线灯的数量平均≥1.5 W/m^3,照射时间≥30 分钟。这种方法简单、方便,对空间要求不高,便于灯管的监测、维护与更换,但只能在室内无人状态下使用。

(2)间接照射法:将紫外线灯安装到墙壁上较高的位置或悬挂于室内屋顶,然后在固定灯管装置上安装金属挡板,紫外线向上照射,以免辐射到房间内的人员。当气流常量地、有规律地循环时,空气从房间底部到达房间顶部,暴露于紫外线下,微生物被杀灭,经过杀菌净化的气体再循环到房间底部。此种方法要求室内空气上下循环、流动(建议维持 2～6 单位 ACH),房间要有足够的高度。照射时室内人员可以活动,但灯管的维护和更换不方便。

(三)个人防护措施

个人防护是感染预防控制的第三层措施,是行政控制和环境控制的有益补充,是在行政控制和环境控制措施仍不能有效降低飞沫核浓度的情况下,通过采取适当的个人防护以降低特定人群受感染风险的措施。医务人员从事医疗工作应采用正确的防护技术,包括合理使用医用防护口罩、手套、防护服等防护用品,且应根据不同操作要求选用不同种类的防护用品。访视者访视传染期肺结核患者时需佩戴医用防护口罩,佩戴医用防护口罩者需要定期进行适合度测试。可疑肺结核患者或确诊肺结核患者在就诊时,应佩戴医用外科口罩。

五、不同场所的感染控制要求与措施

(一)门诊、急诊

1.要求

尽早识别肺结核可疑症状者;在布局上将可疑症状者与其他就诊者、结核病患者和非肺结核患者分开;通风量≥12 单位 ACH,设置紫外线照射消毒设备。

2.措施

(1)二级以上医院应设立感染性疾病科,其门诊应相对独立,设单独出入口或在门诊区以外的地方单独建立;按区域隔离布局,设专用挂号、收费、取药窗口、诊室、观察室、治疗室、化验室等。无感染性疾病科的医院,应设置呼吸道传染病诊室。

(2)设置预检分诊处,严格执行预检分诊制度。

(3)候诊区通风量≥12 单位 ACH。采用自然通风时,每次通风时间≥70 分钟,如果通风不好,可加装机械通风设备。必要时,可安装紫外线灯,并可配备高效空气过滤器。

(4)诊室布局合理、通风良好。医务人员处于上风向,患者处于下风向;如果通风不良,可加装机械通风设备并尽可能配备消毒装置。排风扇应安装在距离患者近的位置,每小时换气 15 次以上,其中不少于 3 次外部新风。

(二)留痰室或诱痰室

1.要求

通风良好的独立空间,并设置紫外线照射消毒设施。

2.措施

(1)留痰或诱痰区域应独立并远离其他场所,最好在室外通风良好处。

(2)如设置留痰室或诱痰室,房间面积应为 1～2 m^2。

(3)通风量≥18 单位 ACH,安装排气扇。

(4)安装紫外线照射装置。

(三)病房

1.要求

在建筑和病区(病房)布局上,将传染性肺结核(尤其是耐多药结核病)患者与其他患者隔离;通风量≥12 单位 ACH,设置紫外线照射消毒设施。

2.措施

(1)普通病房:用以安置非传染性结核病患者。①通风量≥12 单位 ACH;②按照《医疗废物管理条例》处理医疗废弃物;③严格执行探视制度。

(2)隔离病房:用以隔离安置疑似传染性肺结核患者或传染性肺结核患者。①严格遵守三区管理,各区之间界线清楚,标识明显;②不同治疗阶段的肺结核患者应分室安置,疑似肺结核患者应单独安置;③同一类型的结核病患者可安置于一室,但病房内两病床之间距离≥1.1 m;④设单独通往室外的通道或阳台;⑤应有良好的通风设备,如果通风不充分,应辅助以紫外线杀菌装置,不可使用中央空调进行通风换气;⑥按照《医疗废物管理条例》处理医疗废弃物;⑦严格执行探视制度。

(3)负压病房:原则上应将耐多药结核病患者安置在负压病房。如无负压病房,应至少将耐多药结核病患者安置在隔离病房。

(四)其他环境

1.患者工作环境和公共场所

确诊为传染性肺结核的患者,应及时调离工作岗位。如果怀疑工作环境受到污染,应进行适当消毒。建议采取以下控制措施。

(1)自然通风或机械通风,通风时间≥70分钟。

(2)紫外线照射消毒。

(3)对地面、家具及办公用品进行化学消毒。

2.传染性肺结核患者家庭

建议有条件的患者家庭采取以下措施。

(1)采用自然通风或机械通风方式。自然通风应持续进行,否则应每小时通风10分钟以上;可采用紫外线杀菌灯或空气消毒器进行空气消毒。

(2)家庭成员与患者分居室生活。

(3)患者需注意咳嗽时要佩戴医用外科口罩。

(4)对口鼻分泌物进行随时消毒,尽可能每天对地面、痰盂、家具表面等进行化学消毒。

第七节 耐药结核病防治

一、耐药结核病患者的发现

所有病原学阳性肺结核患者均为耐药筛查对象,以下5类耐药高危人群为重点筛查对象。

(1)复治失败、慢性排菌的患者。

(2)密切接触利福平耐药肺结核患者的病原学阳性患者。

(3)初治失败的患者。

(4)复发、返回和其他复治患者。

(5)治疗2个月末痰涂片或痰培养仍阳性的初治患者。

二、利福平耐药结核病的治疗方案

治疗方案分为长程治疗方案和短程治疗方案，如患者适合短程治疗方案，优先选择短程治疗方案。

（一）长程治疗方案

长程治疗方案是指至少由4种有效抗结核药物组成的18～20个月治疗方案，分为标准化治疗方案或个体化治疗方案。

1.治疗方案制订原则

（1）方案治疗包括所有A组药物和至少1种B组药物；当A组药物只能选用1～2种时，则选择所有B组药物；当A组药物和B组药物不能组成方案时可以添加C组药物。

（2）综合考虑患者的既往用药史和药物敏感试验结果。利福平、异烟肼、氟喹诺酮类以及二线注射剂药敏结果相对可靠，乙胺丁醇、链霉素和其他二线药物敏感性试验的可靠性相对不高，应结合患者的既往用药史、治疗效果等情况制订方案。

（3）口服药物优先于注射剂。

（4）考虑群体耐药性水平、药物耐受性以及潜在的药物间相互作用。

（5）主动监测和合理处置药品不良反应，减少治疗中断的危险性。

2.推荐药物治疗方案

常用药物：左氧氟沙星（Lfx）、莫西沙星（Mfx）、贝达喹啉（Bdq）、利奈唑胺（Lzd）、环丝氨酸（Cs）、氯苯吩嗪（Cfz）、阿米卡星（Am）、卷须霉素（Cm）、丙硫异烟胺（Pto）、吡嗪酰胺（Z）、乙胺丁醇（E）、异烟肼（H）。

以下为推荐治疗方案，如不适用推荐治疗方案，可根据上述治疗方案原则，制订个体化治疗方案。

（1）氟喹诺酮类敏感。推荐治疗方案：6Lfx（Mfx）-Bdq-Lzd（Cs）-Cfz/12Lfx（Mfx）-Cfz-Lzd（Cs）。在不能获得Bdq、Lzd药物的情况下，且二线注射剂敏感，如果患者不接受短程治疗方案，可推荐治疗方案：6Lfx（Mfx）-Cfz-Cs-Am（Cm）-Z（E，Pto）/14Lfx（Mfx）-Cfz-Cs-Z（E，Pto）。

（2）氟喹诺酮类耐药：推荐治疗方案：6Bdq-Lzd-Cfz-Cs/14Lzd-Cfz-Cs。

备注：若不具备氟喹诺酮类快速药敏检测能力，采用固体或液体培养，需要等待2个月左右时间，可以先按2Lfx（Mfx）-Bdq-Lzd-Cfz-Cs方案进行治疗。获取药敏结果后，若氟喹诺酮类敏感，调整为2Lfx（Mfx）-Bdq-Lzd（Cs）-Cfz/12Lfx

(Mfx)-Cfz-Lzd(Cs)方案;若氟喹诺酮类耐药,则调整为4Bdq-Lzd-Cfz-Cs/12Lzd-Cfz-Cs方案。

(二)短程治疗方案

短治疗程方案是固定组合的方案。

1.治疗方案

推荐治疗方案:4～6Bdq(Am)-Lfx(Mfx)-Pto-Cfz-Z-H(高剂量)-E/5Lfx(Mfx)-Cfz-Z-E。

治疗分强化期和继续期,如果治疗4个月末痰培养阳性,强化期可延长到6个月;如果治疗6个月末痰培养阳性,判定为失败,转入个体化治疗方案进行治疗。

2.适用人群

未接受或接受短程治疗方案中的二线药物不超过1个月,并且对氟喹诺酮类和二线注射剂敏感的利福平耐药患者,同时排除以下情况。

(1)对短程治疗方案中的任何药物不能耐受或存在药物毒性风险(如药物间的相互作用)。

(2)妊娠期患者。

(3)血行播散性结核病、脑膜、中枢神经系统结核病或合并HIV感染的肺外结核病。

三、利福平耐药结核病的治疗管理

(一)基本原则

(1)确诊并纳入治疗的耐多药结核病患者均为治疗管理对象。

(2)对耐多药结核病患者采取住院与门诊治疗相结合的管理方式。

(3)实施在医务人员或经培训的督导员直接面视下的全程督导治疗。

(4)保证高质量二线抗结核药品的不间断供应。

(5)加强健康促进和与患者沟通,保障患者治疗依从性。

(6)在患者的治疗管理过程中,所有参与治疗管理的机构密切配合、各负其责。

(二)住院治疗管理

住院期间,医疗机构负责患者治疗方案制订、健康教育、治疗管理、发现和处置药物不良反应等。管理内容:①结核病临床医师讨论制订患者的化学治疗方案；②主管护士每天督导患者用药，做到送药到手、看服到口，并及时填写“患者治疗服药卡”；③按治疗监测要求对患者进行痰涂片、痰培养、胸部X线、肝肾功能、电解质等检查；④监测患者药物不良反应的发生情况，做到及时发现、及时处理；⑤密切关注患者心理健康，对患者进行耐多药肺结核治疗相关的健康教育，特别是坚持完成全疗程治疗与痊愈的关系、常见药物的不良反应和与医师联系的方式等；⑥主管医师在患者出院时，向患者开具后续治疗方案、随访复查时间等，并通知疾病预防控制中心落实患者出院后的治疗管理。

（三）门诊治疗管理

县（区）级疾控机构接到耐多药结核病患者出院通知后，确定患者出院后门诊治疗管理的场所、督导人员、督导方式等。患者出院后72小时内，县（区）级疾控机构与乡医、村医（社区医师）开始第一次入户随访，落实具体治疗管理。患者出院后的治疗管理要纳入基本公共卫生服务项目，按照《结核病患者健康管理服务规范》的要求进行。

（四）患者的关怀服务

建立以疾控机构牵头负责的疾控机构、医院、基层医疗卫生机构“防、治、管”三位一体的综合服务体系，是做好患者关怀服务的基础。明确各方职责，患者住院期间和随访复查由医院负责治疗管理，出院后疾控组织社区或村医落实督导服药，确保“防、治、管”各个环节的无缝衔接。

关怀服务的内容：①加强临床医师的培训、提高医师规范化诊疗水平和处理不良反应的能力；②培养关怀服务咨询员队伍、开展对患者的健康教育和一对一治疗咨询服务、与患者一起制订康复计划；③开展同伴小组活动等情感心理支持服务；④对贫困患者给予交通和生活补助等。

参考文献

[1] 王玉梅,刘建林,丁召磊,等.临床内科诊疗与康复[M].汕头:汕头大学出版社,2022.

[2] 王勇,张晓光,马清艳,等.呼吸内科基础与临床[M].北京:科学技术文献出版社,2021.

[3] 常静侠.呼吸内科常见疾病新规范[M].开封:河南大学出版社,2021.

[4] 王晨,许明昭,杨涛,等.内科疾病临床诊疗实践[M].哈尔滨:黑龙江科学技术出版社,2022.

[5] 王佃亮,黄晓颖.内科医师诊疗与处方[M].北京:化学工业出版社,2023.

[6] 黄种杰.实用呼吸内科疾病临床诊治策略[M].天津:天津科学技术出版社,2021.

[7] 宿晶,陈涛,迟敬涛.新编内科临床研究与应用[M].长春:吉林科学技术出版社,2022.

[8] 胥杰,董燕丽,陈峰,等.常见呼吸内科疾病诊断与治疗[M].哈尔滨:黑龙江科学技术出版社,2021.

[9] 孙雪茜,梁松岚,孙责,等.内科常见病治疗精要[M].北京:中国纺织出版社,2022.

[10] 王为光.现代内科疾病临床诊疗[M].北京:中国纺织出版社,2021.

[11] 薛晓明,马飞,刘佳.现代内科疾病综合治疗[M].北京:中国纺织出版社,2023.

[12] 韩慧茹.临床内科疾病诊治与处理[M].长春:吉林科学技术出版社,2022.

[13] 黄佳滨.实用内科疾病诊治实践[M].北京:中国纺织出版社,2021.

[14] 赵晓宁.内科疾病诊断与治疗精要[M].开封:河南大学出版社,2021.

[15] 刘玮.现代内科学诊疗要点[M].北京:中国纺织出版社,2022.

[16] 金琦.内科临床诊断与治疗要点[M].北京:中国纺织出版社,2021.
[17] 赵淑堂.临床内科常见病理论与诊断精要[M].哈尔滨:黑龙江科学技术出版社,2021.
[18] 郭大伟.内科疾病诊疗基础与康复[M].长春:吉林科学技术出版社,2022.
[19] 厉梦华.常见内科疾病临床诊疗与进展[M].哈尔滨:黑龙江科学技术出版社,2021.
[20] 刘雪艳,刘娜,沙俊莹,等.内科常见疾病临床诊断与治疗[M].哈尔滨:黑龙江科学技术出版社,2021.
[21] 薛真真.实用呼吸内科学[M].长春:吉林科学技术出版社,2022.
[22] 杜振双,张诚华,陈晓阳,等.全科医师诊疗与处方手册[M].北京:中国医药科学技术出版社,2021.
[23] 李忠娥,丁玉红,王宁,等.内科常见病鉴别与治疗[M].哈尔滨:黑龙江科学技术出版社,2021.
[24] 冯念苹.常见内科疾病治疗与用药指导[M].北京:中国纺织出版社,2022.
[25] 刘丹,吕鸥,张兰.临床常见内科疾病与用药规范[M].北京:中国纺织出版社,2021.
[26] 叶京英,李庆云,卢晓峰.睡眠呼吸障碍治疗学[M].北京:人民卫生出版社,2022.
[27] 张鸣青.内科诊疗精粹[M].济南:山东大学出版社,2021.
[28] 张永祥.实用呼吸疾病量化评估手册[M].北京:科学出版社,2021.
[29] 王晓彦.内科常见病诊治指南[M].济南:山东大学出版社,2022.
[30] 刘盈盈,靳水灵,龚帅.单向式全胸腔镜肺叶切除术治疗早期非小细胞肺癌的效果分析[J].实用癌症杂志,2023,38(9):1518-1521.
[31] 侯晓睿,黄钊霞,易夏玉,等.NKT 细胞在 MRSA 感染性肺炎中作用的初步研究[J].中国免疫学杂志,2023,39(9):1803-1808.
[32] 汤少鹏.不同肺段切割术在全胸腔镜手术治疗早期周围型肺癌患者中的应用效果分析[J].实用癌症杂志,2023,38(9):1522-1525.
[33] 王贺,邹其云,郭亚杰.肺癌化疗患者静脉血栓栓塞症危险因素及预防措施分析[J].实用癌症杂志,2023,38(9):1526-1528,1532.
[34] 李国强,席孝忠,陈洋.吉西他滨和顺铂新辅助化疗联合手术治疗非小细胞肺癌的临床观察[J].实用癌症杂志,2023,38(9):1533-1535,1539.